张之瀛

把降不下去的血脂降下去

张之瀛

著

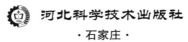
河北科学技术出版社

·石家庄·

图书在版编目（ＣＩＰ）数据

张之瀛 : 把降不下去的血脂降下去 / 张之瀛著 . -- 石家庄 : 河北科
学技术出版社 , 2024.7
　　ISBN 978-7-5717-2073-5

Ⅰ . ①张… Ⅱ . ①张… Ⅲ . ①高血脂病 - 食物疗法 Ⅳ . ① R247.1

中国国家版本馆 CIP 数据核字 (2024) 第 097139 号

张之瀛 : 把降不下去的血脂降下去
ZHANG ZHI YING:BA JIANGBUXIAQU DE XUEZHI JIANGXIAQU

张之瀛 著

责任编辑：李蔚蔚 徐艳硕	经 销：全国新华书店
责任校对：李 虎	开 本：880mm×1230mm 1/32
美术编辑：张 帆／装帧设计：红杉林文化	印 张：8
出 版：河北科学技术出版社	字 数：160 千字
地 址：石家庄市友谊北大街 330 号（邮编：050061）	版 次：2024 年 7 月第 1 版
印 刷：万卷书坊印刷（天津）有限公司	印 次：2024 年 7 月第 1 次印刷
定 价：59.80 元	书 号：978-7-5717-2073-5

　　张之瀛大夫又出新书了，很高兴他来找我给他的新书写序言。说实话，看到我们心血管医学界的年轻医生能在大众医学健康科普方面做这么多的工作，并得到这么多人的认可，我很欣慰。张大夫跟着我出诊学习已经很多年，从年龄上讲，他是我孩子这一代的人。这些年他在临床业务上的进步，尤其是血脂领域的进步，我也是看在眼里，深感欣慰。

　　张之瀛大夫这本新书的主要话题是血脂，老百姓常常把这类疾病说成"高血脂"，医学上则称之为"高脂血症"或者"血脂异常"。这类疾病在现阶段，可以说是中国人普遍存在的健康问题，而且不分男女老幼，全年龄段各个人群中，几乎都存在血脂健康问题。

　　血脂异常这类疾病，很多时候没有任何症状，用老百姓的话说，不疼不痒的没有症状。这也是很多人忽视这类疾病的重要原因。血脂异常短期看没有症状，但是长期来看，如果没有得到有效的控制，很多人会因此发生严重的心脑血管疾病，甚至是大家都害怕的急性心肌梗死、脑梗死等疾病。说到这里，估计很多人开始意识到控制血脂的重要性了。其实这些知识，在张大夫的这本书里都有讲解，而且讲解得通俗易懂，大家可以自己去看。

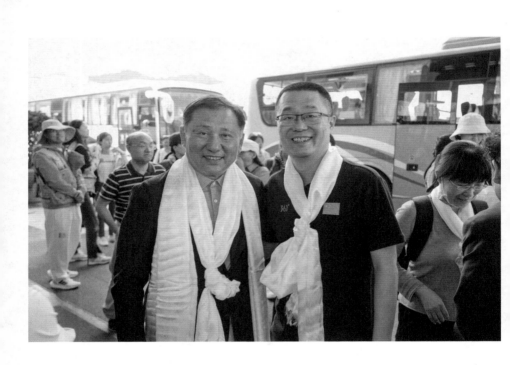

与霍勇教授合影

另外，张大夫这本书里讲了不少健康饮食的知识，尤其是对控制血脂有益的健康饮食知识，这的确是很难能可贵的事情。他尝试着将临床医学和现代营养学融会贯通，这很值得医学同道们学习。这本书更值得普通老百姓仔细读一读，学习一下。毕竟饮食是我们每个人每天都接触的，这方面我们很多人做得不好，但事实是大家也不知道如何去做好。而很多膳食健康的相关资料，老百姓又很难获取到，获取到后又很难完全读懂。张大夫在这本书里，针对很多饮食问题，已经给出了具体的通俗易懂的答案，值得大众好好学习一下。

总而言之，张之瀛大夫是我们心血管医学界的一名优秀的年轻医生，他的努力和尝试，很大程度上促进了国人健康素养的提高。我愿意为他的新书写序言，我也希望更多国人能够好好读一读他的这本书，实现更有助于健康长寿的健康目标。

霍勇

2023 年 11 月于北京大学第一医院

"张之瀛大夫"大家都非常熟悉了，他是医疗自媒体的大 V，但我还是喜欢叫他小张。小张今年四十多了，跟我的孩子一样大，我看着他，就像看到了自己的孩子。

小张跟在我身边学习已有六七年，他最大的特质就是性格善良、努力勤奋，在完成自己医疗工作之余自愿为大家做科普，可以说他是兢兢业业。他的科普作品是从大众的需求出发，宣传慢性病防治知识，并不一味地追求所谓的流量，很多话题没有流量，但只要是能够帮助到人，他都会努力去做，这种品德难能可贵。看到小张这种做科普的态度，我也很欣慰。当他让我为他的新作写序言时，我欣然答应。

随着生活条件越来越好，人们的生活方式也发生了巨大的变化。比如说大家现在出门就开车、坐车，走路骑车的少了；吃美食、吃快餐，频繁应酬喝酒，吃粗茶淡饭的少了；回家就躺在沙发上看手机和电视，看书的少了。这种生活方式的变化，使得我国高血压、高血脂、高血糖和脂肪肝的患病率明显增加，心脑血管疾病一下子成了威胁中国人健康的"第一杀手"，有资料显示，每 5 个中国人去世，就有 2 个是心脑血管疾病造成的。

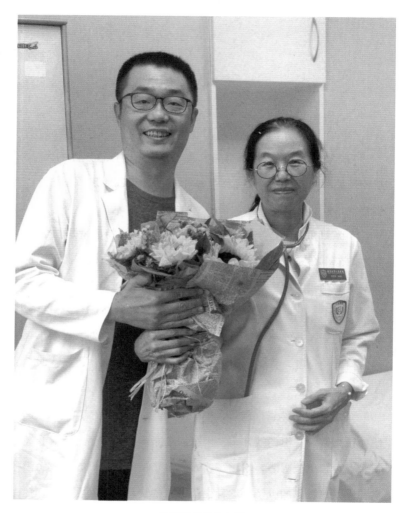

与孙宁玲教授合影

心脑血管疾病虽然听起来挺可怕，但它是一类可以早防早治的疾病，只要早期重视改善生活方式和控制危险因素，很多时候这类疾病都可以不发生或者延缓发生。在诱发心脑血管疾病最关键的几个危险因素中，高血脂一直是这些年来我国心血管医学界最重视的一个危险因素。高血脂可以导致动脉粥样硬化，如果与高血压并存，发生心脑血管疾病的风险就会更高，许多急性心肌梗死患者之前都有较高的血脂，但由于没有症状，患者长期未给予重视。所以如何管理好自己的血脂就显得很重要了。

张之瀛大夫在这本科普书里，用通俗易懂的内容和图片详细阐述了我们应当如何预防高血脂，改善血脂增高的现状，从而更好地抗动脉硬化。相信这本书会给大家带来惊喜！

张之瀛大夫是科普宣传的先行者，希望他能坚持下去，让更多老百姓跟着受益。

孙宁玲

于北京大学人民医院

2023 年 11 月 20 日

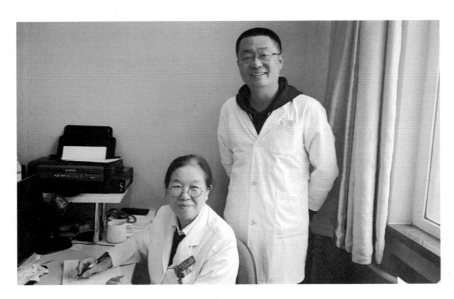

与孙宁玲教授合影

　　《中国心血管健康与疾病报告 2022》提示，心血管疾病持续占据造成中国人主要死亡原因的首位，即每 5 个因为各种原因死亡的中国人中，就有 2 人是死于心血管病。心血管疾病已成为危害中国人健康的"第一杀手"。

　　目前，我国心血管疾病患病人数已攀升至 3.3 亿，且农村该类疾病发病率开始超过城市，分别占死因的 46.74% 和 44.26%。究其原因有很多，如老龄化社会的来临、人民生活方式的巨大变化，随之而来的心血管疾病危险因素，如高血压、糖尿病、血脂异常、吸烟等也呈高发状态。在这样严峻的现实情况下，应该如何面对来势汹汹的心血管疾病高发态势，成为我们共同面对的课题。

　　心血管疾病是一类可防可治的疾病。实现对于心血管疾病的早期预防和治疗需要多方面的参与，除医生层面的教育和提高防治疾病能力，还有一个很重要的方面是尽快提升广大人民群众的健康素养。更加通俗一些讲，就是要让中国的老百姓了解更多的心血管疾病防治知识，当下尤其要清楚地了解如何生活才是健康的生活方式，以及如何才能管理好高血压、高血脂、高血糖等心血管疾病的危险因素。当更多人养成了良好健康的生活方式，懂得了如何管理好各

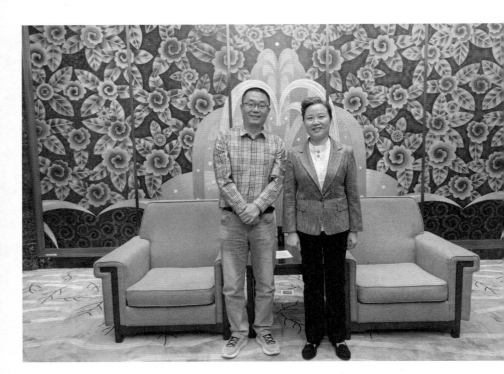

与叶平教授合影

种心血管疾病危险因素，我国的心脑血管疾病发生率才会开始逐步降低。

在心血管疾病的各种危险因素中，最为重要的就是高血脂这个危险因素。"高血脂"是老百姓的说法，在医学上称为"血脂异常"更为严谨。而血脂异常应该成为广大人民群众特别需要注意和加以良好控制的最重要健康因素，因为它是形成动脉粥样硬化性心血管病最为核心的危险因素。通俗地讲，血脂异常是最坏的"坏人"，如果长期得不到良好的管理，就很容易发生急性心肌梗死、脑梗死等心脑血管疾病。所以，严谨靠谱的血脂健康知识的普及就显得尤为重要。

张之瀛大夫的科普视频我以前就看到过，后期在几次学术会议上见过张之瀛大夫。我们两个人聊起对大众进行血脂知识的科学普及，态度和观点很一致，都认为应该让大众尽早知晓血脂健康知识。所以，当他找我为他的血脂方面的新书写序言的时候，我欣然同意。因为我愿意看到更多的年轻医生在做好本职工作的同时，能够响应"健康中国 2030"的号召，积极投身到健康科普的事业中，大家一起努力，尽快提升国人的健康素养，尤其是尽快提升国人对自己血脂健康的重视。而当我们的血脂管理好了，距离中国心血管疾病发生率降低的拐点到来就不远了。

张之瀛大夫的这本新书内容通俗易懂，不仅介绍了与血脂有关的基本知识，用各种实例活生生地展示血脂异常所带来的危害，还很贴近生活地告诉读者如何吃、如何运动对血脂有益，最重要的是根据读者的不同需求详尽地介绍了如何合理用药管理血脂。因此，衷心希望张之瀛大夫的这本血脂科普专著能够让更多中国老百姓认识血脂、重视血脂、管好血脂，在这个伟大的时代，享受美好而幸福的健康生活。

叶平

于中国人民解放军总医院

2023 年 11 月 29 日

　　人生 40 年，如白驹过隙，那匆匆的青春在不经意间就消失了。步入不惑之年的我，总是在想：我的人生价值是什么？我能够给国家和人民留下些什么？能够给这片古老而充满活力的土地留下些什么？

　　我是新千年伊始通过高考步入医科大学的，近 10 年的大学生活只是在完善基础医学知识，研究生毕业后进入大型三甲医院，才开始了自己从医的道路。年轻时的我，更愿意去治疗那些病情比较重、比较有代表性的患者，而对于那些血脂异常的患者，很多时候只是简单地让他们吃降脂药。我也曾经一度错误地认为，治疗高血脂没什么技术含量，不如学习做手术等前沿技术有前景。回头看，只能说年轻时候的我，对医学的认识太肤浅了。

　　时光流逝，随着临床经验的积累，我也开始步入中年。常年工作在临床一线，使我越来越感受到像高血压、高脂血症、糖尿病、高尿酸血症、高同型半胱氨酸血症等这些慢性疾病，在时时刻刻侵袭和消耗着中国人的健康和寿命。为什么这么说呢？因为当一名心脏医生见到更多的患者之后，会不断反思为什么我们现在有这么多急性心肌梗死、脑梗死等严重心脑血管疾病患者，为什么我们天天给患者做手术，手术却越做越多。我不断反思得出了结论：因为我们身边患有多种高危因素的慢性病患者越来越多了，尤其是患血脂异常（高脂血症）的慢性病患者太多了。我的这种感受越来越强烈，它时时刻刻督促着我要让更多人开始意识到这个问题的紧迫性，这并不是无关紧要的健康问题，而是一个迫在眉睫的健康大问题。因为高脂血症不治疗，可能在不远的将来带来巨大的健康危害。

于是，我从 2016 年开始，在新媒体平台做医学健康知识的科普自媒体。很幸运，我赶上了中国智能手机普及的大时代，很多人开始通过手机了解健康医学知识，也有很多人通过我所讲的健康知识开始了解高脂血症的巨大危害，并因此开始改善生活方式，开始找医生正规就诊治疗。有很多网友给我留言，说是我的科普让他们了解到更多的血脂健康知识，并因此重获健康。这些留言让我感到很开心，也更加坚定了我走下去的信心和勇气。

在做科普的这些年里，我做了很多与血脂相关的科普内容，很多人觉得这些知识非常具有指导意义，建议我把这些科普知识汇聚起来出一本书，方便大家系统了解血脂健康方面的知识。所以，我也一直在朝着这个方向努力，想撰写一本血脂方向的靠谱科普读物，让大家通过一本书就能读懂血脂异常的危害和如何管控，因此就有了这本书的诞生。

这本书里面涉及了很多关于血脂的健康知识，既有基础常识性知识，也有近些年国内外医学界的血脂前沿研究进展。我力求把血脂的"真相"原原本本地呈现给大家，让大家能全面了解与高脂血症相关的健康知识，并在日常生活中完美避开与高脂血症相关的健康陷阱。

金杯银杯不如人民群众的口碑，基于长期的临床经验积累和科普经历，我力求为大家呈现出一本相对完美的血脂科普读物。让大家通过这本科普读物来了解高血脂的真相，就是令我最开心的事，也是我生命的最大价值和意义所在。同时，限于我个人水平，以及成书过程时间仓促，书中难免有谬误之处，也请大家多多批评指正。

最后，祝所有人都能健康长寿。

张之瀛于北京

2023 年 10 月 27 日

目录

第 8 章

第 1 章

高脂血症：隐匿的杀手

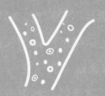

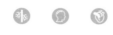

高脂血症，或者血脂异常，也就是大家通常所说的高血脂或者血脂高，这类疾病很多时候没有症状，但是一旦爆发就可能致命，所以我说它是潜藏在我们生活中的"隐形杀手"。

在日常生活中，高脂血症爆雷，很多时候是毫无征兆的。如果长期异常升高的血脂得不到控制，动脉血管中就会发生黄澄澄的粥样斑块性的改变。这种情况如果长期持续的话，斑块就会变得越来越大，最终导致急性心肌梗死、脑梗死等严重疾病的发生。

说到这里，大家可能觉得有些艰涩难懂，我举个例子，他是我日常生活中接触到的一个年轻小伙子，才 35 岁，就是因为未控制好血脂，从而发生了急性心肌梗死。

这个年轻人在二十多岁体检的时候就发现了血脂比较高，他的低密度脂蛋白胆固醇高达 4.9mmol/L（mmol/L 为浓度单位，即毫摩尔每升。正常健康普通人低密度脂蛋白胆固醇的水平是不会超过 3.9mmol/L 的）。据他自己说，他的低密度脂蛋白胆固醇最高还查出过 5.4mmol/L，但因为一直没感觉到什么症状，也就没太在意。医生也曾经让他吃他汀类降脂药，他觉得身体没有啥不舒服，吃药干什么，吃药还会伤肝伤肾，也就一直没吃。结果到了他 35 岁的时候，有一天突然出现胸口疼的症状，疼得他大汗珠子一个劲地往下滴，持续不缓解，于是紧急住院，最后被诊断为急性前壁心肌梗死。

幸好他就医及时，做了急症手术，堵塞的心脏冠状动脉植入了 1 枚支架，算是捡回了一条命。但不幸的是，急性心肌梗死之后他的心脏发生了心力衰竭，稍微做些体力活动就会胸闷憋气。对一个 35 岁的人来说，这几近丧失劳动能力，甚至连寿命都受到了明显影响，实在让人唏嘘。

其实这个患者二十多岁甚至三十出头发现了低密度脂蛋白胆固醇异常升高时，如果及时处理，坚持口服降脂药，定期找医生复查，让低密度脂蛋白胆固醇达标，可能就不会发生急性心肌梗死，更不会让自己寿命明显缩短。说白了，这个年轻患者错过了治疗疾病的最佳时机，导致了严重的后果。

这件事告诉我们，一定要重视体检时查的血脂指标，如果有异常，一定要及时在专业医生指导下进行处理。这种处理可能只是改善生活方式，也可能包括药物治疗，具体到每个人就要看具体情况了。

讲完这个关于血脂升高损害健康的案例，我还想说，血脂并不完全都是不健康的存在，正常范围内的血脂水平，是有助于完成人体很多生理功能的，长期异常的血脂紊乱，才是人类真正的健康隐患。这就引出人们最为关注的话题。

◎ 血脂是什么？

◎ 什么是高脂血症？

◎ 高脂血症有哪些类型？

◎ 血脂长期不管理，会出现哪些危害？

只有弄懂了这些，才能真正控制好血脂，让人们真正远离高血脂，进而远离心脑血管疾病等严重疾病。

一、血脂

那么血脂到底是什么呢？血脂异常会有哪些危害呢？今天咱们就来详细地说道说道。

血脂其实就是胆固醇及其酯、甘油三酯、磷脂和脂肪酸的总称。而在医院里，我们看一个人血脂健康与否，常常看的是甘油三酯和胆固醇，近年来又增加了其他一些指标，比如说非高密度脂蛋白胆固醇、残余胆固醇、载脂蛋白 A1、载脂蛋白 B 和脂蛋白（a）等。

血脂实际上并不能直接溶于血液，必须通过和脂蛋白的结合才能溶于血液，然后被血液运输至全身各个器官发挥作用。这就像我们常见的衣服沾了油，只用水洗是洗不掉的，但如果我们在洗涤时加入洗涤灵（或者洗衣粉），就可以将油洗掉。这里洗涤灵（或洗衣粉）于油渍的作用就相当于脂蛋白于血脂的作用。这个比喻虽不完全恰当，但是便于大家理解。

其实，血脂是有生理作用的，它是人体的必需组成部分。比如说，甘油三酯可以参与人体内能量代谢，胆固醇可以用于构成细胞膜、合成类固醇激素（雄激素、雌激素、孕激素等）和胆汁酸。所以，正常范围内一定程度的血脂是人体所必需的。

在现实生活中，最容易被大家提及的是高密度脂蛋白胆固醇、低密度脂蛋白胆固醇、胆固醇和甘油三酯。这些都是非常重要的考核"血脂"的指标。高密度脂蛋白胆固醇被称为"好血脂"，一定范围内适度高一点有好处，有助于阻止动脉粥样硬化性病变的发生；低密度脂蛋白胆固醇和甘油三酯常常被称为"坏血脂"，如果异常升高，长期不加以管理和控制，就会导致动脉粥样硬化和其他严重疾病的发生和发展。

二、高脂血症

我们都知道血脂异常不好，那就要先知道什么是血脂异常或者说什么是高脂血症，以及如何在早期发现它。下面我们就来详细说说。

1. 什么是高脂血症

当血液中的一种或多种脂质（主要是指胆固醇和甘油三酯）含量发生明显异常时，就会被称为"血脂异常"或者说"高脂血症"。

临床上，近期连续两次（两次测量时间相差超过 2 周）以上测定的总胆固醇含量升高（＞ 5.2mmol/L）、甘油三酯升高（＞ 1.7mmol/L）或高密度脂蛋白胆固醇含量减低（＜ 1.0mmol/L），就可诊断为血脂异常，或者说高脂血症。实际上"高脂血症"这个表述并不完全准确，因为有一种类型的血脂异常是因为高密度脂蛋白胆固醇降低，所以叫"血脂异常"更准确。之所以称呼为"高脂血症""高血脂"是因为这样更方便对大众进行健康科普，所以在后面的很多地方我们都使用"高脂血症"和"高血脂"这样的称呼。

高脂血症临床上可以分为以下 4 型。

总胆固醇升高为主的高胆固醇血症

甘油三酯升高为主的高甘油三酯血症

高脂血症

高密度脂蛋白胆固醇降低为主的低高密度脂蛋白血症

混合型高脂血症

其实，除了前三种经典分型的高脂血症，还有多种血脂指标异常混合存在的情况，比如说一个人甘油三酯和总胆固醇都升高，这时候会被诊断为混合型高脂血症，就是上面提到的最后一种类型。

同时，高脂血症还可以分为原发性高脂血症和继发性高脂血症两类。原发性高脂血症与先天性和遗传有关，很多时候写在了我们基因里，由单基因缺陷或多基因缺陷导致。后期分为纯合子型和杂合子型等，这些都是参与脂蛋白转运和代谢的受体、酶或载脂蛋白的异常而导致的血脂异常。

而继发性高脂血症多由代谢性紊乱疾病（比如说糖尿病、高血压、黏液性水肿、甲状腺功能低下、肥胖、肝肾疾病、肾上腺皮质功能亢进）引发，或与年龄、性别、季节、饮酒、吸烟、饮食、体力活动减少、精神紧张、情绪等因素有关。而现实中很多患者的情况，是既有原发性因素参与，也有继发性因素参与，致病因素是混合性的存在。

虽然高脂血症的出现可能跟上述那么多因素有关，但它很多时候没有临床症状和表现，少数时候可能会出现的临床表现主要是脂质在真皮内沉积所引起的黄色瘤和脂质在血管内皮沉积所引起的动脉硬化。高脂血症可引起黄色瘤，但发生率并不很高；动脉粥样硬化的发生和发展又是一种缓慢渐进的过程，短期内有时候也看不到。因此在通常情况下，多数高脂血症患者并无明显症状和异常体征，甚至有时候，血脂指标已经很异常了，也没有异常感觉，只能通过进行抽血化验才会发现。

而多数情况下的悄无声息才是"血脂异常"真正可怕的地方，它不像很多有症状的疾病，能让身体立刻感到不适，我们就能立刻就医；它通常隐藏在生活的不经意之间，不知不觉中就导致了一些严重的健康后果。所以，我们都要开始重视自己的血脂健康。

2. 如何早期识别

正因为"血脂异常"或者说"高脂血症"如此无声无息，所以如何能早期识别和发现它便成了大家需要重视的健康问题。

如果条件许可，普通健康成年人尽量每年去做一次身体检查。因为就算身体无任何症状和异常体征，也不代表不存在健康隐患。高脂血症这个早期近乎"隐形"的忧患，可以通过血液化验来发现，早发现、早介入才是维护健康之道。

有些人觉得自己工作很忙，没有时间和精力去做身体检查，那么可以尽量注意一些外在表现，因为一少部分高脂血症患者是存在外在表现的。

（1）黄色瘤：黄色瘤是由脂质沉积所致，在高脂血症患者中时有发生。黄色瘤是一种异常的局限性皮肤隆起，颜色可以是黄色、橘黄色或棕红色，呈结节、斑块及丘疹样形状，质地一般柔软，最为常见的是眼睑周围的黄色瘤。有这种体表表现的人最好尽快查一查血脂。

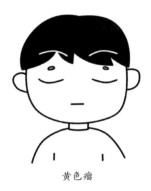

黄色瘤

（2）早发角膜环：早发角膜环也会见于一些血脂异常的患者。

（3）眼底病变：严重的血脂异常患者还可以见到眼底的病变，这也是血脂异常导致了视网膜动脉粥样硬化性改变所致，很多时候需要做眼科检查和好好控制血脂。

如果有这些外在表现，一定要考虑高脂血症或者"血脂异常"的可能性，尽快去医院查查血脂。但是，有这种外在表现的患者绝对是少数，大家不能因为没有这些外在表现就忽视自己的血脂健康。要做好对于高脂血症的早发现，最好的方法还是抽血化验血脂。

三、高脂血症的危害

高脂血症的危害有很多，最为可怕的危害是导致动脉粥样硬化性疾病的发生，下面咱们就详细讲一讲，希望更多人知晓危害后，能更加重视自己的血脂健康。

1. 动脉粥样硬化

人体动脉粥样硬化的发生，其实和血脂异常有很大的关系，甚至可说血脂异常是主凶，是血脂异常这个主凶对人体的动脉血管下了狠手，伤害了血管的健康。

一般说来，人体血液中的胆固醇、甘油三酯的一些代谢产物会在一些病理因素的协助下，在人体动脉血管的内中膜处沉积后形成脂质核。这个脂质核处于动脉血管内中膜这个部位，使血管内中膜的正常细胞和结构遭到破坏，并会逐渐形成动脉粥样硬化性的病理改变（如下图）。也就是咱们老百姓常说的动脉血管变硬了，长了斑块，血管变狭窄了。

这就好比，当河道宽阔且没有淤泥和杂物的时候，船可以通畅行驶，但是一旦淤泥堵塞河道，河道变窄，船就无法正常行驶。对于血管来说，血脂异常便相当于河道中出现了淤泥和杂物，若不加以处理和控制，长期下去血管必然会发生堵塞。

健康血管　　　初期　　　斑块形成期　　　斑块完成期　　　疾病期

动脉粥样硬化性粥样斑块的横切面演示

　　血管堵塞了，血液就不能顺畅流通，血液流不畅，心脏、大脑等人体的重要脏器就因无法得到正常的血液供应，而不能正常工作。发展到严重程度的时候，就会发生急性心肌梗死、脑梗死等严重事件。

　　除了心脏和大脑的动脉，人体的髂动脉、股动脉、颈动脉和肾动脉等动脉上都可能发生动脉粥样硬化。例如，当肾动脉发生粥样硬化变狭窄时，会造成继发性高血压，如果不加以及时处理，可能会对人体造成严重的伤害。血脂异常带来的动脉粥样硬化性改变，是现阶段很多严重疾病的重要病理基础。

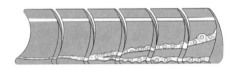

动脉粥样硬化性粥样斑块的进展过程

2. 心脑血管疾病

　　如果大家看完上面讲的，还是觉得抽象、不具体。那下面就以大家最为关注的心、脑、肾的严重疾病为例，给大家再仔细讲一讲。

　　如前文所述，动脉粥样硬化性斑块的发生是冠心病、脑梗死、肾动脉粥样硬化、外周血管病等严重疾病的重要病理基础。总胆固醇、甘油三酯和低密度脂蛋白胆固醇升高或高密度脂蛋白胆固醇降低，都可能会导致或影响这种病变的发生和发展。

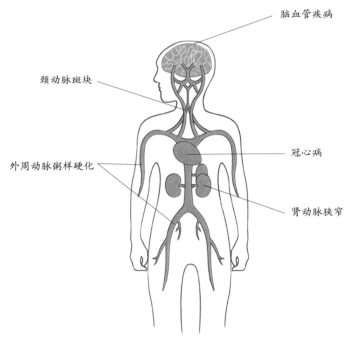

动脉粥样硬化引起的疾病

（1）冠心病

　　冠心病是冠状动脉粥样硬化性心脏病的简称。由于脂质代谢不正常，血液中的脂质沉着在原本光滑的冠状动脉内膜上，不断堆积，进而形成动脉粥样硬化性的斑块。这些斑块渐渐增多，造成冠状动脉腔狭窄，使血液流动受阻，导致心脏缺血，产生心绞痛。如果动脉壁上的斑块越来越大，甚至慢慢地形成溃疡或破裂，就会很快形成血栓，堵塞血管，从而发生急性心肌梗死，甚至猝死。

（2）脑梗死

脑梗死，医学上称之为"缺血性脑卒中"，其最常见的病因是脑动脉的粥样硬化性改变。脑动脉会因为血脂异常长期未加以良好的管理而发生动脉粥样硬化性改变，甚至管腔慢慢地变窄。在某些条件下，如在血压降低、血流缓慢或血液黏稠度增高、斑块不稳定、血小板聚集性增强等因素的作用下，凝血因子在管腔内凝集成块，形成原位血栓，使血管闭塞、血流中断，从而使脑组织缺血、缺氧、软化、坏死而发生老百姓所说的"脑梗死"。

（3）肾脏损伤

血脂异常的人，肾脏也更加容易受损伤，只不过有的损伤是直接损伤，有的损伤是间接损伤。二者之间还会相互加重。比如说，长期血脂升高不加以管理，有的人肾动脉会发生动脉粥样硬化性改变，严重的甚至发展成肾动脉狭窄等严重疾病状态。而国内外的很多研究还显示，肾功能差的人血脂普遍存在异常，甚至可以达到 40% 的高比例状态，且随着肾功能的降低，血脂越来越难以控制。这些肾脏疾病患者，如果加以良好的血脂控制，会大幅度改善其远期预后。

上述这些症状只是高血脂带来的一部分严重后果，还有很多病症其实也是高血脂导致的，比如，血液中的甘油三酯含量过高，如果长期不加以管理，就可能诱发急性胰腺炎的发生，这个并发症更加可怕，甚至让患者有生命风险。

和其他慢性病相比，高脂血症具有一定的"隐匿性"和"缓慢性"，以致很多人降低了对它的关注和重视。所以，高脂血症很多时候会被称为"无声的杀手"。正如我常常跟患者所说的，高脂血症对人体的很多危害，很多人刚开始是觉察不到的，但是等它导致严重后果的时候，可能会让我们猝不及防，甚至丢掉宝贵的生命，这实在是让人扼腕叹息。

那么，如何才能远离高脂血症的危害呢？大家一起跟着张大夫进入下一章的讲解。

第 2 章

读懂血脂报告

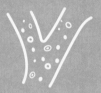

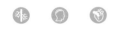

一位远在新疆的粉丝朋友专门坐飞机来北京找我看病。说是看病，其实他也没啥严重疾病，就是想让我给他看看他的血脂化验单，看看需不需要吃降脂药，以及后期应该注意哪些问题。

这些年来，我陆陆续续遇到不少类似的情况，很多人不管是感觉自己身体出了问题，还是只是想让我看看化验单，纵使路程千万里，也会专程来一趟北京。用他们的话说就是，想让张大夫看看化验单来确认一下才能放心。

其实，这种做法还是比较"劳民伤财"的，有时候，我想如果大家都能大致看懂化验单就好了！这样很多人就可以开始知晓血脂、重视血脂，进而远离血脂异常带来的危害了。

所以，为了实现这个目标，在这里我先给大家介绍下如何初步看懂一份化验单。

一、如何读懂血脂报告

×× 医院
血脂检验报告

姓名：王某某	年龄：35 岁		科室：心内科
项目名称	结果	单位	参考范围
1. 甘油三酯 *	1.67	mmol/L	0.38–1.76
2. 总胆固醇 *	4.97	mmol/L	3.64–5.98
3. 高密度脂蛋白胆固醇 *	1.27	mmol/L	0.70–1.59
4. 低密度脂蛋白胆固醇 *	3.29	mmol/L	低中危人群 <3.37
			高危人群 <2.59
			极高危人群 <1.80
			超高危人群 <1.40
5. 非高密度脂蛋白胆固醇	3.70	mmol/L	低中危人群 <4.10
			高危人群 <3.37
			极高危人群 <2.60
			超高危人群 <2.20
6. 残余胆固醇	0.41	mmol/L	空腹 <0.80
			非空腹 <0.90
7. 载脂蛋白 A1	1.41	g/L	1.10–1.80
8. 载脂蛋白 B	0.97	g/L	0.50–1.20
9. 脂蛋白（a）	65	mg/L	0–300
10. 小而密低密度脂蛋白	0.53	mmol/L	0.23–1.39

送检医生：刘某某　时间：××××年××月××日 审核时间 ××××年××月××日
本报告仅对所测标本负责，如有疑问请于 24 小时内与本室联系！
＊项目为三级 医院互相认可项目

首先，打开您近期的一份血脂化验单，咱们先大体介绍每一项：

◆ 总胆固醇（TC）：总胆固醇值＝高密度脂蛋白胆固醇＋低密度脂蛋白胆固醇＋残余胆固醇，是所有脂蛋白携带的胆固醇总和。总胆固醇可以分化出好几项胆固醇相关的指标，比如说低密度脂蛋白胆固醇、高密度脂蛋白胆固醇、残余胆固醇等。

◆ 甘油三酯（TG）：又被称为"三酰甘油"，就是甘油分子中的 3 个羟基被脂肪酸酯化而成的一种物质，特别容易受饮食和生活习惯的影响。比如说早晨吃一根油条，也没有怎么运动，那么上午查血脂的话会看到甘油三酯明显升高，所以一般查它之前都需要清淡饮食，检查的当天早晨不要吃饭。其实影响甘油三酯的因素还有很多，比如说油、糖的摄入，以及运动习惯等。

◆ 低密度脂蛋白胆固醇（LDL-C）：简称低密度脂蛋白，也常常被称为"坏胆固醇"或者"坏血脂"，其实低密度脂蛋白是一种富含胆固醇的脂蛋白，是导致心脑血管疾病的"元凶"。对心脑血管疾病患者和高危人群，我们尽量把低密度脂蛋白胆固醇这个"坏血脂"指标控制到达标。

◆ 高密度脂蛋白胆固醇（HDL-C）：简称高密度脂蛋白，也常常被称为"好胆固醇"或者"好血脂"。这个血脂指标在一定范围内高一点比较好，有助于预防和对抗动脉粥样斑块的形成。这个血脂指标过低或者过高，都会增加心脑血管疾病的发生概率。

◆ 载脂蛋白 A1[Apo（A）Ⅰ]：是高密度脂蛋白胆固醇的主要载脂蛋白，其量与高密度脂蛋白呈正相关。有研究显示，这个指标女性高于男性。这个指标可以近似看成"好血脂"，一定范围内高一点比较好。

◆ 载脂蛋白 B[Apo（B）]：是低密度脂蛋白胆固醇的主要结构蛋白，其量与低密度脂蛋白呈正相关。这个指标跟低密度脂蛋白胆固醇一样，随着年龄增长而升高，可以近似看成"坏血脂"的影子，低一点更好。

◆ 脂蛋白（a）[LP（a）]：这个指标往往用来提示基因和遗

传层面对于血脂的影响，不受外界环境和生活习惯影响，也不受普通降脂药的影响。但是，近年来国内外关于脂蛋白（a）的研究取得了一定的进展，新的相关药物也会慢慢应用于临床。

◆ 极低密度脂蛋白（VLDL-C）：由肝脏合成，甘油三酯占其 50% 以上。所以，它其实反映的是甘油三酯的存在状态，国内有些医院会监测这个指标，它的升高和甘油三酯密切相关。所以，它算是一种不好的血脂指标。

◆ 非高密度脂蛋白胆固醇（non-HDL-C）：它是除了高密度脂蛋白之外所有脂蛋白携带胆固醇的总和，是仅次于低密度脂蛋白胆固醇的第二大"坏血脂"，控制得低一点，有助于降低心脑血管疾病发病率。它一般不在血脂化验单上直接出现，需要自己算一下，计算方法为非高密度脂蛋白胆固醇 = 总胆固醇 − 高密度脂蛋白胆固醇。

◆ 残余胆固醇（RC）：主要指的是中间密度脂蛋白、极低密度脂蛋白、乳糜微粒残粒三种颗粒所含胆固醇的总和。一般说来，残余胆固醇不是化验检测出来的，而是计算出来的。计算方法为残余胆固醇 = 总胆固醇 − 高密度脂蛋白 − 低密度脂蛋白。残余胆固醇也被视为"坏血脂"，控制得更低一点，能减少心脑血管疾病的发生。

单看这些知识点或许有些枯燥且不好理解，我们下面会结合实际案例给大家具体来展开讲。

二、甘油三酯——最受生活方式影响的血脂成分

"张大夫，我最近又出去应酬喝酒了，这次化验估计甘油三酯低不了，您快帮我查查吧。"患者老李一进诊室就这么说。

老李是一名私营企业主，平时喝酒应酬免不了，每次治好了又犯病。

现实生活中，很多人都觉得喝酒会导致脂肪肝，所以喝酒之前各种保肝药就准备上了，殊不知其实喝酒也会直接导致甘油三酯升高，很多人发现了血脂高却不知道为什么高，其实祸根就是饭桌上的推杯换盏，是酒桌上的酒精和下酒菜。这些人中的一大部分只需减少外出喝酒应酬的频率，就能有效降低甘油三酯。

而且，前些年一项全国性的大型血脂流行病学调查显示：

我国甘油三酯升高的人群占比高达 12.7%。

也就是说几乎 8 个人里就有 1 个人是"高甘油三酯血症"患者，这么高的比例就需要我们特别对甘油三酯升高提起足够的重视了。下面我就来详细说一说甘油三酯这个血脂指标。

1. 甘油三酯多高算高

依据中国最新的血脂指南——《中国成人血脂异常防治指南》，可以把甘油三酯分为 4 种情况。

◎正常情况：甘油三酯 < 1.7mmol/L

◎轻度升高：甘油三酯在 1.7 ～ 2.3mmol/L

◎中度升高：甘油三酯在 2.3 ～ 5.6mmol/L

◎重度升高：甘油三酯 ≥ 5.6mmol/L

注意，这里所说的甘油三酯是禁食 12 小时后抽血化验的结果，12 小时内有进食行为做的抽血化验可能会影响到检查结果。如果吃饭后检测甘油三酯超过 4.52mmol/L，一般需要在空腹条件下再次抽血化验血脂中甘油三酯的水平，以便进一步诊断评估。

2. 甘油三酯升高有哪些原因

看懂了甘油三酯多少算高后，下面我们还要知晓是哪些原因让我们的甘油三酯升高了。只有知晓病因，才能更有效地对其进行控制。

其实甘油三酯升高可以分为两种情况：原发性和继发性。

原发性甘油三酯升高主要和遗传有关，比如说家族性高甘油三酯血症、家族性 β - 脂蛋白血症和家族性混合型高脂血症。

继发性甘油三酯升高主要和生活方式、身体状况有关，比如说高脂饮食、高糖饮食、高碳水饮食、饮酒、高血糖、肥胖、缺乏体育锻炼和使用了某些药物。继发性的甘油三酯升高比较常见。

无论是什么原因导致的甘油三酯升高，都需要严格改善生活方式，甚至有些人还需要在医生指导下进行治疗。

3. 甘油三酯升高有什么危害

很多人都说："甘油三酯高点儿没事，甘油三酯危害不大，不用太在意。"如果你有同样的想法，那就大错特错了。下面是甘油三酯升高的两个最大的危害：

◆ 增加心脑血管疾病的发生率，这类疾病发生得相对慢一些；

◆ 增加急性胰腺炎的发生率，这类疾病发生后多数属于严重疾病，很多人甚至因此住到 ICU 病房。

4. 辟谣：甘油三酯不会导致心脑血管疾病

有些人会说："甘油三酯分子量很大，不能进入动脉血管内皮下，所以甘油三酯高也不会增加心脑血管疾病发病率。"

张大夫告诉你，持有这种观点的人只知其一，不知其二。

真相是甘油三酯升高不处理，还是会增加心脑血管疾病发病率的。因为甘油三酯的代谢产物会增加心脑血管疾病的发生率。主要原因是甘油三酯的代谢产物，比如说极低密度脂蛋白和甘油三酯的代谢残粒，它们和低密度脂蛋白胆固醇一样，变成可以侵入人体动脉血管的内皮细胞下的小分子物质，然后形成局部炎症反应，进而导致粥样斑块的形成。甘油三酯升高对于动脉血管的伤害主要来源于此。

三、胆固醇

人类医学和科技发展到今天这个阶段，加上国家对健康知识的大力普及，让很多人对于胆固醇有了初步了解。无论是健康人，还是心脑血管疾病患者，都要尽量让自己的胆固醇在合理范围内更低一些，尤其是低密度脂蛋白胆固醇更是应该低一点，以完成实现健康目标最重要的一环。那么，我们应该如何严谨地看待胆固醇这个血脂指标呢？下面我就详细给大家说一说。

1. 胆固醇从哪里来

简单说，人类胆固醇的形成主要来自两个途径：内源性和外源性。

内源性是指人体合成，其实人身上的器官，除了大脑，其他的都会合成胆固醇。这其中以肝脏的合成为主，肝脏每天合成 1.0 ~ 1.2g 胆固醇，占人体总合成量的 70%。

外源性，顾名思义就是指从食物中获取，这部分胆固醇大约占人体胆固醇的 1/3，吸收率也就 30% 左右，而且随着吃进的增多，吸收率还不断降低。

通俗地说，人体内的胆固醇一部分是人体自身合成的，而另外一部分就是吃进来的。

这就是很多人不怎么吃油腻的食物可胆固醇还是很高的原因，因为人体自己也能合成胆固醇，而且大部分胆固醇都是人体自身合成的。

正常情况下，人吃进的胆固醇增多，人体就会相应减少合成胆固醇的量，以此来平衡胆固醇的量。但是，如果你长期坚持高胆固醇饮食，身体也并不能不断做好这种平衡，最终就会导致血液中的胆固醇含量升高，所以管住嘴，尽量不过量食用高胆固醇食物还是很重要的。

2. 胆固醇并非一无是处

其实胆固醇并非一无是处，既然身体里有，那必然有它存在的生理意义，只不过胆固醇长期过高会对身体产生不利影响。

胆固醇的生理作用在于，它不仅是人体细胞膜的重要组成成分，同时也是合成人体胆汁酸、维生素 D 以及类固醇激素的物质。

所以说，人体还真的离不开胆固醇，只不过要把它控制在一定合理的范围内。

3. 胆固醇指标如何看

如果看血脂化验单，首先映入眼帘的就是"总胆固醇"这个化验指标。

总胆固醇值 = 高密度脂蛋白胆固醇 + 低密度脂蛋白胆固醇 + 残余胆固醇

但是，组成总胆固醇的主要物质是低密度脂蛋白胆固醇，或者说低密度脂蛋白胆固醇的占比最大。

所以，现实临床上，对于胆固醇的干预和治疗，更多的是着眼于对低密度脂蛋白胆固醇的控制。而关于低密度脂蛋白胆固醇的知识，咱们下面详细说。

四、低密度脂蛋白胆固醇——防治心脑血管疾病的首要指标

1. 低密度脂蛋白胆固醇是什么

低密度脂蛋白胆固醇是诸多胆固醇中的一种，是不折不扣的"最坏血脂"。

异常升高的低密度脂蛋白会导致心脑血管疾病的发生和恶化。或者说，如果低密度脂蛋白胆固醇异常升高没加以控制，那么患心脑血管疾病的风险就会增加。所以，对于已经诊断出心脑血管疾病的患者和心脑血管疾病的高危人群，我们都会很重视其低密度脂蛋白胆固醇是否达标。

2. 低密度脂蛋白胆固醇受哪些因素影响

低密度脂蛋白胆固醇水平受很多因素的影响，比如说人体代

谢、饮食习惯、基因遗传等。

　　首先，随着年龄增长，人的代谢能力会降低，所以中老年人的低密度脂蛋白胆固醇水平会升高。

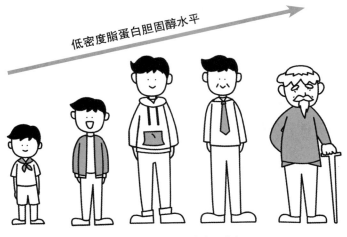

衰老会让低密度脂蛋白胆固醇随之升高

　　其次，生活方式对于低密度脂蛋白胆固醇的影响也很大，尤其是高饱和脂肪酸（牛、羊、猪等动物的肥油）、高热量和高糖的饮食习惯、蔬菜水果吃得少、缺乏运动等，都可能让低密度脂蛋白胆固醇升高。

　　再次，近年来，随着分子生物技术的发展，我们发现一部分高脂血症患者存在单一或者多个遗传基因的缺陷，低密度脂蛋白胆固醇升高可能就是因为存在这样那样的基因缺陷，或者说存在患有家族遗传性高胆固醇血症的可能，这类患者低密度脂蛋白胆固醇升高明显，后期治疗难度相对较大。

除了上述这些因素，还有很多继发性因素在参与低密度脂蛋白胆固醇的升高，比如说甲状腺功能减退、肾病综合征、正在吃某些药物、肝胆疾病、长期饮酒等也会造成低密度脂蛋白胆固醇的升高。

3. 低密度脂蛋白胆固醇应控制在什么水平

讲到这里，我想先说一个真实的病例。

张叔叔和他爱人来到门诊看病，他们都是心脑血管疾病患者，张叔叔发生过两次急性心肌梗死，他爱人发生过一次脑梗死。虽然是两口子，生活习惯基本一致，但是病情不同，最终的治疗方案也不同。张叔叔的低密度脂蛋白胆固醇要尽量低于 1.4mmol/L，而他爱人的低密度脂蛋白胆固醇要尽量低于 1.8mmol/L。

张叔叔有时候也会问我："张大夫，为什么别的病人低密度脂蛋白胆固醇低于 1.8mmol/L 就行，到了我这里你总是要求降低到 1.4mmol/L 以下呢？"

因为治疗是因人而异的，我们说的常规的安全数值是适用于绝大多数人，但是针对每个人的个案，要采取个性化的治疗方案。我在治疗的时候把患者分为三大类。

第一类：心脑血管疾病患者及其高危人群。

对于已经明确诊断出心脑血管疾病的患者，或者心脑血管疾病高危人群来说，低密度脂蛋白胆固醇控制在 1.8mmol/L 以下比较合适，甚至有些人需要降低到 1.4mmol/L 以下。

第二类：慢性病患者。

对于那些还没有得心脑血管疾病，但是已经患有高血压、糖尿病等慢性疾病的人来说，单纯只是存在高血压，一般低密度脂蛋白胆固醇超过 3.4mmol/L，就可以考虑在医生指导下进行降血脂治疗，低密度脂蛋白胆固醇至少要降低到 3.4mmol/L 以下；而结合有其他危险因素的高血压患者，低密度脂蛋白胆固醇很可能要降低到 2.6mmol/L 以下。

而对于单纯只是患有糖尿病的患者来说，低密度脂蛋白胆固醇超过 2.6mmol/L，就可以考虑在医生指导下进行降血脂治疗，低密度脂蛋白胆固醇也要尽量控制到 2.6mmol/L 以下。而结合有其他危险因素的糖尿病患者，低密度脂蛋白胆固醇很可能还要降低到 1.8mmol/L 以下。

这样做的目的也是为了降低这些慢性病患者心脑血管疾病的发生率。

第三类：普通健康成年人。

对于普通健康成年人来说，低密度脂蛋白胆固醇超过 3.9mmol/L，改善生活方式无效，评估后医生也认为到了需要吃药的地步，就可以考虑在医生指导下使用降脂药。当然，还有些普通健康成年人，他们有吸烟、肥胖、高龄等危险因素，其低密度脂蛋白胆固醇超过 3.4mmol/L 就可以考虑在医生的指导下进行处理。

特别值得注意的是，有两类人需要把低密度脂蛋白胆固醇控制到更低。

2023 年，我国更新的《中国血脂管理指南（2023 年）》中指出，以下两类人被认定为超高危人群，需要更加严格地降低低密度脂蛋白胆固醇，最好能降低到 1.4mmol/L 以下：

◆ 发生过 2 次以及 2 次以上严重的 ASCVD（动脉粥样硬化性心血管疾病）事件；

◆ 发生过 1 次严重的 ASCVD 事件，但是同时合并 2 个以上高风险因素。

以上两类人可以被定义为超高危 ASCVD 人群。

4. 辟谣

能不能说"低密度脂蛋白高了，血管就堵了"呢？我个人觉得这样说还是不合适的。

低密度脂蛋白胆固醇升高只是动脉粥样硬化性斑块形成的因素之一，虽然它的作用很大，但还不是唯一的决定性因素。

动脉粥样硬化的形成涉及血压、血糖、炎症、生活习惯、吸烟、饮酒等多种因素，所以只是低密度脂蛋白胆固醇这一个指标高了，不足以说明患者血管堵塞了。只能说低密度脂蛋白胆固醇升高的人，发生血管堵塞的概率相对于健康的人群来说更大。并且血管的堵塞分为不同程度，比如说血管狭窄 30%、50%、70%、95%、100% 等不同的严重程度。所以一旦低密度脂蛋白胆固醇升高，血管就会 100% 完全闭塞是不合理的说法。

低密度脂蛋白胆固醇升高的朋友一定要综合分析具体病情。第一，不是说低密度脂蛋白胆固醇一升高，血管就完全堵塞了；第二，也不是低密度脂蛋白胆固醇一升高，就必须吃他汀类降脂药。要看具体情况，不能一概而论。最好还是在专业医生的指导下进行专业的治疗。

五、高密度脂蛋白胆固醇——好血脂一个

"张大夫，你说的那个好血脂，是不是高密度脂蛋白胆固醇啊？我的这个指标怎么比较低呢？怎么办啊？有治疗方法吗？"患者李大姐找我看病，一见面就直奔主题。

当然平时还有一些朋友会问："张大夫，你看看我的高密度脂蛋白胆固醇这个指标怎么有一个向上的箭头呢？这没事吧？"

下面我就给大家详细讲一讲高密度脂蛋白胆固醇的相关知识。

1. 什么是高密度脂蛋白胆固醇

高密度脂蛋白胆固醇是一种血脂蛋白，被人们形象地称为"好血脂"。高密度脂蛋白胆固醇可以通过很多途径发挥抗动脉粥样硬化作用，比如说它有助于坏血脂在内皮下的流出。

医学界大量的流行病学调查显示，高密度脂蛋白胆固醇与心脑血管疾病呈现负相关，也就是说高密度脂蛋白胆固醇低了，容易导致心脑血管疾病发生，增加其发生率；而高密度脂蛋白在一

定范围内升高，能够降低心脑血管疾病发生率。

我们打个比方，高密度脂蛋白胆固醇就好比是一群垃圾清洁工，心脑血管就好比马路，清洁工多了，马路就会被打扫干净，交通就会畅通无阻；当清洁工较少的时候，马路就容易滋生垃圾，垃圾越来越多，交通就会发生堵塞。

这也是为什么大家在不同平台上看到的医学科普都介绍高密度脂蛋白胆固醇是"好血脂"，它越高越有助于降低心脑血管疾病的发生率。

当高密度脂蛋白胆固醇含量降低，尤其是低于 0.91mmol/L 的时候，就可以诊断是低高密度脂蛋白胆固醇血脂，这算高脂血症的一种类型。但是非常可惜的是，人类暂时还没有开发出能够有效提升高密度脂蛋白胆固醇的药物，所以对抗这个类型的高脂血症，我们还没有太好的药物治疗方法，主要还是靠患者自己注意改善生活方式。

2. 高密度脂蛋白胆固醇是如何保护血管预防粥样斑块的

高密度脂蛋白胆固醇可以通过很多途径发挥防止动脉粥样硬化的保护作用，但主要是通过以下 3 种途径来实现对血管的保护作用。

第一，高密度脂蛋白胆固醇最重要的抗动脉粥样硬化的功能是胆固醇流出功能，它能让坏胆固醇不沉积在动脉内皮下。

第二，高密度脂蛋白胆固醇还能通过抑制凋亡表达来发挥抗内皮凋亡的作用。

第三，高密度脂蛋白胆固醇还能抑制低密度脂蛋白氧化和减少黏附分子表达，减少机体的炎症反应。正是这些好的作用，使得高密度脂蛋白胆固醇有助于人体远离动脉粥样硬化性斑块，远离心脑血管疾病。

这就是好血脂"高密度蛋白质胆固醇"的有益作用，它的确是在一定范围内高一点对我们的身体会更好。

3. 辟谣：高密度脂蛋白胆固醇是不是越高越好

2022 年 5 月 18 日更新在《美国内科年鉴》子刊《美国内科年鉴心血管》上的最新研究否定了这一传统认知，更新了我们对于这个问题的认知。

最新研究是一项具有前瞻性、多中心的队列研究，受试者主要是来自英国生物库和埃默里心血管生物库的冠心病患者，共 14,478 名。这项研究经过多年随访最终发现，与高密度脂蛋白胆固醇处于 1.04 ~ 1.55 mmol/L 水平的患者相比，高密度脂蛋白胆固醇过低和过高都会增加心脑血管疾病发生率。对于高密度脂蛋白胆固醇在 2.0mmol/L（80mg/dL）以上的冠心病患者来说，其全因死亡率和心脑血管疾病导致的死亡率有明显相关性。

这项研究表明，具有中等水平高密度脂蛋白胆固醇的人与高密度脂蛋白胆固醇降低和很高的人相比，具有更低的不良临床结局风险，二者呈 U 形关系。研究还发现，高密度脂蛋白胆固醇过高的男性，较之同样条件的女性，有着更高的病死率。

总之，我们之前"高密度脂蛋白胆固醇越高越好"的认识，可能不再准确。更加准确的认识是，当高密度脂蛋白胆固醇在1.04 ~ 1.55mmol/L 的时候，高水平较之低水平更健康一些，而对于高密度脂蛋白胆固醇在 2.0mmol/L 以上的人群来说，其最终的疾病和死亡风险会更高。这也是我一直说，在一定范围内，高密度脂蛋白胆固醇高一点比较好的原因。

六、非高密度脂蛋白胆固醇——血糖高、甘油三酯高和肥胖的人要特别注意

如果说低密度脂蛋白胆固醇是最坏的，是坏蛋中的"皇帝"，那么非高密度脂蛋白胆固醇就是第二坏的大坏蛋，是坏蛋中的"太子"。今天我就把这个坏血脂中的"太子爷"——非高密度脂蛋白胆固醇讲清楚。

1. 为什么要重视非高密度脂蛋白胆固醇

虽说低密度脂蛋白胆固醇是最坏的血脂指标，但是它并不代表所有坏血脂，只看它可能会遗漏掉其他很多坏血脂，比如说极低密度脂蛋白、中间密度脂蛋白胆固醇和乳糜微粒等。尤其是对

于血糖高、甘油三酯高和肥胖的人群来说，低密度脂蛋白胆固醇并不能准确地反映病情。

那么，有没有一个指标能够尽量全面地体现坏血脂的情况呢？还真有！

非高密度脂蛋白胆固醇这个指标，包含了所有导致心脑血管疾病发生的脂蛋白里面所含有的胆固醇。它特别适合用于评估那些低密度脂蛋白胆固醇不高或者已经达标，同时高密度脂蛋白胆固醇低、甘油三酯升高的患者的心脑血管疾病风险。

可以说，非高密度脂蛋白胆固醇比低密度脂蛋白胆固醇更能全面反映一个人的血脂风险。

越来越多的证据表明，非高密度脂蛋白胆固醇的可靠性和准确性具有更加明显的优势，因为它包含更多的坏血脂。因此全世界范围内越来越多的血脂指南推荐使用非高密度脂蛋白胆固醇作为降血脂的首要参考指标。

这里给大家用一个生动的例子解释一下：在非洲大草原上，人们想要保护可爱的食草类动物，比如说羚羊、斑马等，这时候就需要控制凶恶的食肉类动物，无论是狮子、鬣狗还是野狗和豹子。如果我们只是一味地控制最凶恶的狮子，食草类动物的确可以得到一定程度的保护，但要想全面地保护食草类动物，就要全面控制食肉类动物，不能单单控制狮子。回到我们说的血脂话题，低密度脂蛋白胆固醇的确是最坏的血脂，就像最凶恶的"狮子"，但是它不代表所有坏血脂。而能代表所有坏血脂的指标，就是"非高密度脂蛋白胆固醇"。

但非高密度脂蛋白胆固醇这个指标很多时候在血脂化验单上其实是见不到的。

非高密度脂蛋白胆固醇 = 总胆固醇 - 高密度脂蛋白胆固醇

正如上面公式所表达的，非高密度脂蛋白胆固醇其实就是除了高密度脂蛋白胆固醇之外的所有脂蛋白胆固醇的总和，或者说是低密度脂蛋白胆固醇和残余胆固醇的总和。

2. 非高密度脂蛋白胆固醇正常范围是多少

（1）非高密度脂蛋白胆固醇的目标值因人而异

对于心脑血管疾病患者和其他慢性病患者来说：一般是结合患者自身情况来确定非高密度脂蛋白胆固醇的水平，也就是患者自身应该达到的低密度脂蛋白胆固醇目标值 +0.8= 该患者应该达到的非高密度脂蛋白胆固醇目标值。

举个例子，已经诊断出冠心病的患者，低密度脂蛋白胆固醇目标值往往是 1.8mmol/L，那么这类患者非高密度脂蛋白胆固醇应该达到的目标值就是 1.8+0.8=2.6mmol/L。用这个患者血脂谱上的总胆固醇减去高密度脂蛋白胆固醇，得出的值与 2.6 进行比较，如果高于 2.6，那就是非高密度脂蛋白胆固醇还没有达标。

（2）对于普通健康成年人来说

非高密度脂蛋白胆固醇 < 3.4mmol/L 为理想水平

非高密度脂蛋白胆固醇 < 4.1mmol/L 为合适水平

非高密度脂蛋白胆固醇为 4.1 ~ 4.9mmol/L 为边缘升高

非高密度脂蛋白胆固醇 > 4.9mmol/L 为升高

3. 哪些人需要特别注意非高密度脂蛋白胆固醇

糖尿病患者、慢性肾脏疾病患者、肥胖患者和代谢综合征患者要特别注意非高密度脂蛋白胆固醇这个指标。

其实，非高密度脂蛋白胆固醇指标可以作为低密度脂蛋白胆固醇指标特别有效的补充，对于甘油三酯升高的人来说，评价心脑血管疾病发生风险时尤其需要看这个指标，很多指南也都强调这个指标需要达标。而且这个指标不用再花钱检测，自己算一算就可以得到。

所有关注心血管健康的人都可以关注一下自己的这个指标，它较之低密度脂蛋白胆固醇能更全面反映你的坏血脂水平。

4. 非高密度脂蛋白胆固醇升高如何治疗

对于非高密度脂蛋白胆固醇升高的患者，除了使用他汀类降脂药降低低密度脂蛋白胆固醇，如果同时甘油三酯也比较高，就需要在专业医生的指导下使用降低甘油三酯的药物，比如说非诺贝特这类贝特类药物，还有这两年很多权威研究中证明有效的高纯度 EPA 制剂。当然，这里说的这个高纯度 EPA 制剂，很多时候被老百姓说成鱼油制剂，其实它不是鱼油，而是以 EPA（二十碳五烯酸）为主要成分的一种新的降低甘油三酯的药物。这些药物合理规范地使用有助于全面降低患者的非高密度脂蛋白。

总之，对于低密度脂蛋白胆固醇已经达标的人群，下一个目标很可能就是让非高密度脂蛋白胆固醇达标，这也是各大医院开始把非高密度脂蛋白胆固醇放到化验单上的重要原因。

七、残余胆固醇

有的人平时低密度脂蛋白胆固醇控制得比较好，数值也都达标了，可是心脑血管疾病还是发生了，或者说存在患病风险，这是为什么呢？

这种情况说明还存在一些心脑血管疾病的残余风险因素，比如说残余胆固醇。随着人类医学的进步，这个指标越来越受到重视。

1. 什么是"残余胆固醇"

残余胆固醇主要指的是中间密度脂蛋白胆固醇、极低密度脂蛋白和乳糜微粒残粒三种颗粒的总和，跟甘油三酯联系紧密，甚至可以说是甘油三酯的代谢产物。所以，甘油三酯升高的人尤其应该注意看一下自己的残余胆固醇水平是不是超标了。

一般说来，残余胆固醇不是化验检测出来的，而是通过现有的血脂指标计算出来的。

残余胆固醇 = 总胆固醇 − 高密度脂蛋白胆固醇 − 低密度脂蛋白胆固醇

2. 残余胆固醇参考值是多少

说到这里，很多人会问，残余胆固醇到底多少算正常？

残余胆固醇不超过 0.8mmol/L 是正常的，一旦超过 0.8mmol/L 就算增高了。

降低残余胆固醇的方法，很多时候和降低非高密度脂蛋白胆固醇是相类似的。

高脂血症导致心脑血管疾病发生，很多时候是各种因素综合作用的结果。希望大家在开始关注低密度脂蛋白胆固醇这个最坏血脂的同时，也要开始关注残余胆固醇的相关问题。只有把低密度脂蛋白胆固醇、非高密度脂蛋白胆固醇和残余胆固醇都控制好了，我们的心脑血管疾病发生率才会得到更好的控制。

八、极低密度脂蛋白和小而密的低密度脂蛋白

有些人的血脂化验做得比较全面，所以化验单上还会有一个叫"极低密度脂蛋白"的指标，下面我说说这个指标是什么意思。

极低密度脂蛋白由肝脏合成，其中甘油三酯占55%，胆固醇含量占20%，磷脂含量为15%，蛋白质含量为10%。由于乳糜微粒和极低密度脂蛋白都是以甘油三酯为主，所以统称为"富含甘油三酯的脂蛋白"。这两种血脂和甘油三酯相关性很大，也都是坏血脂。

乳糜微粒和极低密度脂蛋白是富含甘油三酯的两种脂蛋白，但是因为这两种脂蛋白太大了，所以它们不会进入血管内皮下，不能直接引发动脉粥样硬化。

当甘油三酯升高的时候，胆固醇酯转移蛋白的活性会增加，导致极低密度脂蛋白的甘油三酯会转移到高密度脂蛋白和低密度脂蛋白身上，这时候的高密度脂蛋白和低密度脂蛋白的甘油三酯含量会增加，胆固醇含量会减少。这时，在一些酶的作用下，这些高密度脂蛋白和低密度脂蛋白中的甘油三酯会被水解掉，因此密度升高、体积减小，我们这时候可以把它们分别称为"小而密的高密度脂蛋白"和"小而密的低密度脂蛋白"。小而密的高密度脂蛋白体积小，容易从肾脏排出，因此浓度降低。然而，小而密的低密度脂蛋白因不容易被身体代谢掉而升高，而它的最大危害就是容易引发动脉粥样硬化。这就好比渣滓留下了，无法排出体外。有时候小而密的低密度脂蛋白被留在血管的内皮里，就慢慢变成

血管斑块的一部分，严重时会损害我们的健康。

　　这也是为什么甘油三酯升高、小而密的低密度脂蛋白升高、高密度脂蛋白降低的血脂表现，会被称作"致动脉粥样硬化性血脂谱"。顺便告诉大家，除了高甘油三酯患者，糖尿病患者如果血糖控制不好，甘油三酯这个指标也容易升高。这也是让大家好好控制血糖的重要原因所在。

　　其实，全面的血脂化验单上还可能会有载脂蛋白 A1、载脂蛋白 B、载脂蛋白 E、脂蛋白（a）。这些指标都是什么意思呢？下面咱们一个一个说。

九、载脂蛋白 A1——高密度脂蛋白的"跟屁虫"

　　载脂蛋白 A1 其实是高密度脂蛋白最主要的蛋白成分，大约占高密度脂蛋白总蛋白含量的 70%。

　　可以说，人体血液中的载脂蛋白 A1 水平与高密度脂蛋白水平之间具有互相提示的作用。如果一个人血液中载脂蛋白 A1 缺乏或者说水平很低，那么他的高密度脂蛋白也不会高，而高密度脂蛋白胆固醇是一种"好血脂"，因此高密度脂蛋白高一些比较好，低了反而会促进动脉粥样硬化的发生和发展，更加容易发生心脑血管疾病。

　　大家打开血脂化验单，看一看载脂蛋白 A1 是不是和高密度脂蛋白相对应，往往高密度脂蛋白升高的人，这个指标就比较高，而高密度脂蛋白低的人，这个指标就比较低。

所以说，载脂蛋白 A1 是高密度脂蛋白的"跟屁虫"。

十、载脂蛋白 B——预防心脑血管疾病要注意

美国的最新数据显示，到 2035 年，50% 的美国人将会患心脑血管疾病，治疗费用将大幅度升高。因此，美国迫切需要更加深刻地认识心脑血管疾病。在诸多最新的研究中，可以说关于动脉粥样硬化形成机制的脂蛋白滞留学说逐渐得到认可。

说得通俗一点就是，对 25 ~ 55 岁人群的载脂蛋白 B 加以控制，可以帮助预防和治疗心脑血管疾病。血脂谱里面平时没有被重视起来的载脂蛋白 B 如今越来越重要了。

1. 什么是载脂蛋白 B

载脂蛋白 B 包括载脂蛋白 B100、载脂蛋白 B48、载脂蛋白 B74、载脂蛋白 B26 及少量的载脂蛋白 B50。其中，载脂蛋白 B100、载脂蛋白 B48 最为重要。

载脂蛋白 B 在临床上可以与低密度脂蛋白互相提示，因为载脂蛋白 B 占低密度脂蛋白中脂蛋白含量的 95%。

2. 脂蛋白滞留学说

在正常生理情况下，载脂蛋白 B 这类脂蛋白颗粒可以穿过血管内皮进入内膜，然后再穿出回到血液循环中，它一般不会滞留在血管内皮下。但当人们在成长过程中开始具有抽烟、喝酒、熬夜、爱吃肉和肥胖等一系列特点的时候，这个载脂蛋白 B 就会很生气，再进入血管内皮下以后就不再出来了，这样慢慢蓄积就形成了粥样斑块，粥样斑块再长大就形成了心肌梗死和脑梗死。

简单说，载脂蛋白 B 形成动脉粥样硬化，这也是脂蛋白滞留学说的基本原理。

3. 载脂蛋白 B 越高，发生心脑血管疾病的概率越高吗

随着人类医学的进步，大量的研究表明，无论什么年龄、种族、性别、地区，只要载脂蛋白 B 升高，将来发生心脑血管疾病的概率就会增加。而且有些试验显示，载脂蛋白 B 进一步降低，甚至可以让已经形成的粥样斑块得到逆转。

载脂蛋白 B 和冠心病、脑梗死等心脑血管疾病有着极强的相关性，这是医学界广为认可的事情。

4. 如何降低载脂蛋白 B

上面提到了，如果载脂蛋白 B 进一步降低，还能让已经形成的粥样斑块得到逆转，既然它这么重要，我们需要知道如何才能

降低载脂蛋白 B。

载脂蛋白 B 主要存在于低密度脂蛋白中，所以有效降低低密度脂蛋白的方法，基本上对于降低载脂蛋白 B 也都有效。现在使用比较多的就是他汀类降脂药、依折麦布，还有最近使用越来越多的 PCSK9 抑制剂。咱们老百姓接触最多的还是他汀类药物和依折麦布这两类药。

最后，一定要重视健康的生活方式，尤其是年轻人。抽烟、喝酒、熬夜、爱吃肉、肥胖等一系列不良习惯和健康问题，尽量在年轻时候就对此加以控制，这样上了年纪后载脂蛋白 B 和低密度脂蛋白才不会那么高，心脑血管疾病也会少发生。

对于中老年人来说，载脂蛋白 B 和低密度脂蛋白反映的不仅是生活方式，更多的是代谢的降低、衰老的进展，甚至是基因遗传的异常。

十一、载脂蛋白 E

我在进行网络问诊的过程中，发现很多医院已经把载脂蛋白 E 这个血脂指标列入血脂化验单中。很多朋友也都找我咨询，问到底应该如何理解载脂蛋白 E 这个化验指标。

载脂蛋白 E 是人体内最重要的脂质转运蛋白，也是对脂质尤其是甘油三酯和胆固醇代谢影响最大的载脂蛋白，人体的很多脏器都有它的分布。

载脂蛋白E基因位于第19号染色体上，有3种主要基因表型即 ε2、ε3、ε4，它们可以组合成6种不同的ApoE表型，包括 ε2/2、ε3/3、ε4/4、ε2/3、ε2/4、ε3/4。它的不同表型可能发挥不同的生理和病理作用。下面给大家说一下。

1. 载脂蛋白E的生理功能

（1）载脂蛋白E是脂质代谢的重要成分，能够参与脂蛋白的合成、分泌、转运和代谢，参与胆固醇转运，维持胆固醇平衡。

（2）载脂蛋白E能够参与神经系统的正常生长发育和损伤后的修复过程。可以说载脂蛋白E是人类大脑内最主要的载脂蛋白，对于神经系统具有保护作用。

（3）载脂蛋白E可以调节免疫以及抑制肿瘤细胞增殖。

2. 载脂蛋白E与哪些疾病相关

（1）对于血脂的影响

在载脂蛋白E中，ε3基因对于血脂影响小，而 ε2、ε4两种基因对于血脂影响大。ε4基因携带者的胆固醇和低密度脂蛋白较高，ε2基因携带者的胆固醇和低密度脂蛋白水平会下降，而使得高密度脂蛋白水平升高。

（2）对于动脉粥样硬化的影响

载脂蛋白E中的 ε4基因携带者最容易发生动脉粥样硬化，并特别容易进展成冠心病、颈动脉斑块等病变。

（3）对于阿尔茨海默病的影响

载脂蛋白 E 是阿尔茨海默病的遗传危险因素，甚至可以称之为独立危险因子。$\varepsilon 4$ 基因携带者的风险最大，$\varepsilon 3$ 基因携带者次之，$\varepsilon 2$ 基因携带者的风险最小。

（4）对于脑卒中的影响

载脂蛋白 E 对于脑卒中也有一定的影响，很多研究显示它和缺血性脑卒中相关性高。一般认为，$\varepsilon 4$ 基因携带者发生缺血性脑卒中的风险最大，这可能和 $\varepsilon 4$ 基因能够提升低密度脂蛋白和导致动脉粥样硬化有关，而 $\varepsilon 2$ 基因可能是脑卒中的保护因素。

（5）心房颤动

很多研究显示，载脂蛋白 E 中的 $\varepsilon 4$ 基因是房颤的敏感表型，它能够提升房颤的发生率。

除了以上提到的 5 种疾病，载脂蛋白 E 还可能跟其他很多疾病有关。但是，在临床上我们对于载脂蛋白 E 的重视还不够，对这个指标异常没有太统一的认识和治疗方案。这也可能是医学界在后期需要完善的地方吧。

十二、脂蛋白（a）——预防冠心病要特别注意

"张大夫，我的脂蛋白（a）高挺多的，这个没事儿吧？有没

有治疗办法？"患者赵先生找到我看病，第一个关心的问题就是关于脂蛋白（a）的。

脂蛋白（a）在众多血脂指标中，已经成为继低密度脂蛋白之后导致心脑血管疾病发生的又一独立危险因素，尤其是对冠心病的发生起到了关键性的影响。

那么在现实生活中，哪些人应该特别注意检查脂蛋白（a）呢？

1. 什么是脂蛋白（a）

说到脂蛋白（a）这个血脂指标，它是由挪威遗传学家凯尔伯格在 1963 年首次发现并提出的。在这之后的很长一段时间里，人们都不是很了解它，甚至觉得这个指标没什么用，是个"打酱油"的角色。但是，随着人类医学研究对于这个指标的认识加深，人们逐渐发现这个指标挺坏的，其作用跟"低密度脂蛋白"有点像，高了之后可能形成动脉粥样硬化性的斑块。这些动脉粥样硬化性的斑块，正是形成急性心肌梗死、脑梗死等心脑血管疾病的病理基础。

脂蛋白（a），又称脂质（a），它是一种特殊的脂蛋白颗粒，由低密度脂蛋白微粒上的载脂蛋白 B100 借助二硫键和载脂蛋白 A1 结合而成，其结构类似低密度脂蛋白，但又有别于低密度脂蛋白。

2. 脂蛋白（a）有哪些特点

说到这里，可能很多朋友会说："这个血脂指标高了没事，少吃点儿油，多运动就好了。"

如果这么想就大错特错了，脂蛋白（a）这个血脂指标比较特立独行。它不受饮食、运动的影响，它反映的是遗传和基因层面上的异常。所以，人类科技和医学发展到现在这个阶段（截至发稿时），仍旧没有有效降低脂蛋白（a）的药物，以致对于那些因为脂蛋白（a）升高而引发的心脑血管疾病，我们仍没有任何办法控制。这也算人类医学的无奈之处。但是，大家不要感觉绝望，告诉各位一个好消息，在不远的将来，人类可能会研发出第一个降低脂蛋白（a）的新药，等待时间不会太长，我会给大家带来好消息的。

3. 脂蛋白（a）升高有哪些危害

脂蛋白（a）有促炎、导致动脉粥样硬化的作用，它的异常升高是导致心脑血管疾病的独立危险因素，尤其是冠心病。一些研究还发现，脂蛋白（a）和心脑血管疾病之间有剂量相关性，也就是说脂蛋白（a）越高，将来发生心脑血管疾病的风险就越大。这就是脂蛋白（a）最大的危害。

4. 脂蛋白（a）多少算升高

脂蛋白（a）升高的标准在国内外并不一样，我们国内的标准是超过 300mg/L（0.3g/L、30mg/dL、75nmol/L）就算升高了。而自从 2016 年开始，欧洲的相关指南认为超过 500mg/L（0.5g/L、50mg/dL、125nmol/L）才算升高。升高得越多，将来发生心脑血管病的概率也就越大。

5. 把脂蛋白（a）参考范围搞清楚

随着大众健康意识的觉醒和增强，很多人意识到应该经常检测一下这个血脂指标，可是查完了之后，却发现参考标准的数值不一样，有的是300，有的是75，还有的是30，甚至还有一些是0.3，那到底以哪一种为准呢？为什么明明是同一个化验指标，最终却有不同的参考值？

其实，脂蛋白（a）的参考值范围并没有什么不同，之所以大家看到化验单上写的不一样，是因为化验指标的参考单位不一样。

现阶段国内的不同医院使脂蛋白（a）参考单位分为4种，分别是 g/L、mg/L、mg/dL 和 noml/L。所用的单位不同，参考值范围会有相应的变化。通过不同单位之间的换算会发现，各个参考值范围都是一样的。

单位	正常参考值	升高
g/L	0 ~ 0.3	高于 0.3g/L
mg/L	0 ~ 300	高于 300mg/L
mg/dL	0 ~ 30	高于 30mg/dL
nmol/L	0 ~ 75	高于 75nmol/L

6. 要注意检查脂蛋白（a）的 5 类人群

◆ 心脑血管疾病高危以及极高危人群；

◆ 钙化性主动脉瓣狭窄患者；

◆ 家族性高胆固醇血症患者；

◆ 家族中直系亲属脂蛋白（a）高于 900mg/L（200nmol/L）；

◆ 直系亲属中有早发心脑血管疾病的人。

其实对于每一个普通健康成年人来说，一生中至少要检查一次脂蛋白（a）这个指标，以了解自己脂蛋白（a）的水平，从而更加详细地了解自己的血脂状态。

十三、科普小贴士：为什么去医院抽血化验需要空腹

我们要求大家空腹去医院做抽血化验，但是有的患者觉得少量吃点喝点应该影响不大，在这里提醒大家千万不要这么想。

让大家空腹的主要原因是血脂中的甘油三酯和低密度脂蛋白胆固醇，尤其是前者，特别容易受到饮食的影响。如果早晨吃了一些高脂的食物，可能会导致甘油三酯升高。同样低密度脂蛋白胆固醇的检测也有赖于对空腹时脂蛋白进行检测，很多时候会使用 Friedewald 公式进行计算求得。

不过，虽然现在绝大多数人抽血都是在空腹状态下进行的，但

是非空腹状态下的检测其实也是非常有意义的。

为什么这么说呢?

空腹的定义是 8 小时未进餐。而人体全天绝大多数时间处于非空腹状态，只有凌晨的一点儿时间是空腹状态，所以非空腹状态下的血脂可能更能反映人体真实的血脂情况。

欧洲医学界在 2016 年就发布了欧洲版本的非空腹状态下血脂指南，中国医学界也紧随其后，经过多轮讨论，最终发布了中国的《非空腹血脂检测与临床应用建议》。这些都反映出大家开始重视非空腹状态下的血脂检查，希望检查出人体最为真实的血脂状态。

所以，在最新的《中国血脂管理指南》中也会提示对于一些非空腹测量出的血脂异常应该如何处理。比如说，对于甘油三酯的测量是，若非空腹，血清甘油三酯 ≥ 4.52 mmol/L，则需再次采集空腹标本进行血脂检测以评估甘油三酯浓度。这也算对于非空腹状态检测血脂的一种补充和认定吧。

第 3 章

饮食与血脂

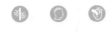

　　我有一个患者，他今年 40 岁，平时的工作就是坐办公室，单位体检时查出甘油三酯高了，在 3 ~ 5mmol/L 之间波动。我跟他说，甘油三酯受饮食的影响很大，可以先试试从改善饮食入手。

　　这个患者很听话，回家之后就开始注意少吃油大和高糖的食物。

　　按理说，注意了这些之后，甘油三酯是可以慢慢降低的。可是 1 个月后复查，他的甘油三酯指标还是跟原来差不多，没有明显的降低。我就仔细询问了他的生活和饮食习惯，发现原来这位患者是北方人，平日的主食以馒头、米饭为主，且摄入量很多，馒头一吃就是好几个，米饭一吃就是三大碗，这么吃难怪甘油三酯降不下去。很多人以为，会导致甘油三酯升高的食物只有高脂、高糖的食物，只要注意不摄入这两个种类的食物就可以了。但其实除了高脂食物和高糖食物，淀粉含量高的食物，或者说高碳水化合物食物吃多了也会使甘油三酯升高。所以，米饭、馒头这种最

日常的主食也是会引起甘油三酯升高的，这是很多人都会忽视的
饮食陷阱。

下面我们来谈谈饮食与血脂之间的关系。

一、饮食与甘油三酯

1. 控制高脂食物摄入

说到不健康的饮食，一般大家第一反应就是"大鱼大肉"的
饮食习惯。其实鱼肉多吃点问题不大，甚至还有助于健康，但是
"大肉"吃太多，就代表食物中的脂肪含量多，而脂肪吃多了，最
直接的危害就是甘油三酯升高。

想要通过控制饮食的方法来使人体内的甘油三酯不升高，首
先要做的就是少吃高脂食物，通俗地说，就是要少吃"油大的食
物"。需要注意的是，这里提到的"脂肪"，或者说"油"，并不仅
仅指我们日常生活里煎炸烹饪时用的油，还包含食用植物油、食
用动物性油脂和坚果中富含的油脂，这三种"油"都会升高人体
内的甘油三酯。

前面提到的高脂食物，是由饱和脂肪酸、单不饱和脂肪酸、多
不饱和脂肪酸这三种脂肪酸以不同的比例混合而成的。这些高脂
食物被人吃进身体里，会在肠道吸收后形成"外源性脂肪酸"。这
些外源性脂肪酸就可以直接被用来合成甘油三酯。

甘油三酯的合成器官主要是肝脏、小肠和脂肪组织。肝脏合成的甘油三酯必须立即释放入血，如果没有释放入血，就会在肝脏内沉积，长此以往甚至会形成脂肪肝。甘油三酯高的人很容易同时存在脂肪肝，原因就在于此。

小肠黏膜主要利用人吃进身体里的脂肪消化产物来合成甘油三酯，比如说高脂饮食之后，很多人就会查出甘油三酯高，这种时候，一般就是外源性脂肪酸又被小肠黏膜重新合成了甘油三酯导致的。

另外，脂肪组织也是形成甘油三酯的重要场所。所以，肥胖的人也会比较容易查出甘油三酯指标高，与身体的脂肪组织多有很大关系。

2. 控制高糖食物摄入

很多人平时肉和油吃得也不多，甚至有些人，肉和油已经吃得很少了，可检查出的甘油三酯还是很高。

这就要注意一类不那么明显的会使甘油三酯升高的食物——糖。尤其是一些含糖量高的食物，比如说含糖的饮料、糕点、冰激凌、巧克力、小零食等，一定要少吃。除了这些明显的高糖食物，还有一些食物的糖含量虽高，但不易被人察觉，比如有些饭店里的炒菜也会放入很多糖，这种时候，糖就出现得很隐蔽，使得大家在意识不到的情况下糖就吃得过多了。比如宫保鸡丁、鱼香肉丝这种大家耳熟能详的经典名菜就会用不少糖。如果像前面说的那样，肉和油吃得很少，甘油三酯还是降不下来，就要注意避开这些含糖量过多的食物了。

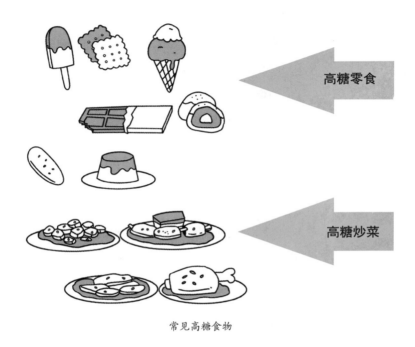

高糖零食

高糖炒菜

常见高糖食物

我们平时说吃肉和油会使甘油三酯升高，往往说的是甘油三酯升高的外源性途径。也就是高脂食物吃进人体后会被作为甘油三酯合成的重要来源，这种来源是吃进来的，不是人体自己产生的。除此之外，人体还可以利用吃进去的糖进一步合成甘油三酯，这就是以葡萄糖为主要原材料合成甘油三酯的过程。这个糖转化成甘油三酯的过程，就是"内源性"合成途径，或者说是我们自己内源性产生的。

要理解糖和甘油三酯的关系，最简单的方法就是把它们比作挣的钱和存的钱。比如说一个人一个月挣了 8000 元，花了 3000 元，存下 5000 元，挣的 8000 元就可以理解为吃进去的糖，而花掉的 3000 元就可以理解为身体消耗的能量，而存下来的 5000 元就可以理解为没有被消耗掉的糖，而这没有被消耗掉的糖，很多时候会被转化成甘油三酯储存下来。这个比方就是想告诉大家，糖吃多了，人会胖，除此之外，甘油三酯也会升高。

3. 控制高淀粉食物摄入

淀粉和糖有一个共同的名字，就是大名鼎鼎的"碳水化合物"。淀粉吃进人体后，也会被转化成葡萄糖，最终达到的效果和吃糖基本上是一样的。而葡萄糖作为一种最常见的供应能量的物质，如果没有被消耗掉，很多时候会被人体以甘油三酯的形式储存起来。这也是很多人平时吃油不多，吃米面多，最终甘油三酯也会升高的原因。

除了大米、白面这些明显的高淀粉食物，还有一些隐蔽的高淀粉食物。这里要给大家说的就是富含"果葡糖浆"的食物。现在很多食物中都添加了果葡糖浆，这种果葡糖浆就是由淀粉水解和异构化制成的淀粉糖晶，是一种甜味添加剂，主要成分就是果糖和葡萄糖，所以叫"果葡糖浆"。如果你平时常吃富含果葡糖浆的食物，那你的甘油三酯就很可能因此而升高。日常生活中富含果葡糖浆的食物有很多，大家可以到超市里看各种加工类食物的配料表，很多都含有果葡糖浆，比如说可乐等含糖的碳酸饮料、果汁、甜牛奶饮料、糕点、蛋糕、面包、各种小零食等。这些含有果葡糖浆的食物大家都要注意少吃。

除了上面提到的这些高淀粉食物，饭店里的很多炒菜也是高淀粉食物。除了选取的食材本身是高淀粉食材，炒菜过程中厨师还会使用淀粉进行"勾芡"。"勾芡"虽然能让炒菜更加色香味俱全，但无形中增加了我们的淀粉摄入，进而造成甘油三酯升高。

总而言之，想要控制好甘油三酯，除了注意少吃高脂和高糖的食物外，还要注意少吃高淀粉的食物。有些高淀粉食物大家一看就知道，比如说馒头、大米饭等，但还有一些高淀粉食物非常隐蔽，比如说富含果葡糖浆的食物、勾芡烹调的食物等，这就需要我们擦亮眼睛多注意了。

4. 控制酒精摄入

控制甘油三酯，并不只是少吃高脂、高糖和高淀粉的食物就可以了，还要注意控制酒精的摄入。

很多人不知道，酒精喝进身体内也会导致甘油三酯的升高。

医学上，酒精被喝进人体后，会刺激脂肪组织释放游离脂肪酸，而游离脂肪酸可以让肝脏滑面内质网增生，增加微粒体酶活性，使得肝脏合成甘油三酯的前体物质增多，这时候甘油三酯就会升高。同时酒精还会抑制游离脂肪酸氧化，减少游离脂肪酸的代谢，进而使更多的游离脂肪酸进入甘油三酯代谢，从而造成甘油三酯合成的增多。

那么，哪种酒会导致甘油三酯的升高更厉害呢？实际上，不分种类，只要是含有酒精的饮料都不健康，包括白酒、红酒、啤酒、黄酒等各种酒。如果按照《中国居民膳食指南（2022）》来饮酒，每天的酒精摄入量一般不要超过 15g。简单说就是，高度白酒最好不要超过 1 两，啤酒最好不超过一瓶，红酒最好不超过 2 两。至于这些年兴起的一些含酒精的饮料，大家最好也不要喝，因为只要是含有酒精就会使血脂升高，对身体不利，滴酒不沾才是最好的。

同时不得不说，这两年更多人开始热衷于吃外卖。外卖就是饭店里做的饭菜，这和下馆子没什么区别，一般这种饭菜油和糖的含量都会比较高，也是导致血脂升高尤其是甘油三酯升高的重要因素。所以大家想要控制好甘油三酯，一定注意尽量不喝酒、少应酬、少下馆子、少吃外卖。

二、饮食与胆固醇

"张大夫，你给大家讲了这么多有关饮食与甘油三酯关系的知识，对我们很有帮助。可是，我们更多人想知道饮食和胆固醇之间的关系，或者说平时哪些食物吃多了，会造成胆固醇升高？"患者经常会这样问我。

那下面咱们就来讲解胆固醇和饮食之间的关系。

1. 胆固醇的正常摄入

70kg 的健康成年人，体内大概含有胆固醇 140g，每天大约需要更新 1g 左右的胆固醇。而这 1g 胆固醇中，有 70% ~ 80% 在体内合成，另外 20% ~ 30% 从食物中吸收而来。健康男性成年人，每日摄入的胆固醇每增加 100mg，可以让胆固醇升高 0.038mmol/L，女性胆固醇升高 0.073mmol/L。满打满算，人类每天通过食物摄取 200 ~ 300mg 胆固醇就可以满足身体所需，而富含胆固醇的食物如果吃多了，也会影响人体血液中胆固醇的含量。

2. 影响胆固醇的饮食习惯

（1）高胆固醇饮食

高胆固醇饮食主要影响的是人体那 30% 的外源性胆固醇，当我们吃进更多的高胆固醇食物后，我们身体内的胆固醇很容易升高，胆固醇升高就会造成心脑血管疾病的发生。在这方面最有名的试验是 1913 年俄国病理学家阿尼兹科夫在 70 天内用高胆固醇饮食诱发动物的胆固醇升高，进而导致动脉粥样硬化的发生。这个试验让人类第一次看到高胆固醇饮食的可怕威力。

日常生活中，常见的富含胆固醇的食物包括动物的大脑、内脏、螃蟹、鱿鱼、各种禽类的蛋黄、贝类及软体水产类食物。再说细致一点，平时所吃的猪脑、牛脑、鸡肝、鸭肝、蛋黄、鱿鱼、奶酪、烤腰子、烤鸡心、法国鹅肝、卤煮、羊肠子汤、羊杂汤、牛杂汤、猪肉汤等食物，都属于胆固醇含量比较高的食物，大家要尽量少吃。

（2）高饱和脂肪酸饮食

高胆固醇饮食需要注意，但最需要我们控制食用的是富含饱和脂肪酸的食物。富含饱和脂肪酸的食物，比如黄油、奶油、动物的肥肉、棕榈油、椰子油等摄入过多，也会导致胆固醇明显升高。

在前面的科普内容中我们提到过，人体内的胆固醇30%来自肠道吸收，70%来自肝脏合成。而肝脏合成胆固醇的主要原料物质就是饱和脂肪酸。因此，从对血液中胆固醇水平的影响方面来看，食物中的饱和脂肪酸含量，可能会比食物中胆固醇的含量更加可怕。

而说到富含饱和脂肪酸的食物，当仁不让的就是牲畜类的动物性油脂，比如说猪油、牛油、羊油等。但是，饱和脂肪酸含量最高的，大家可能想不到，是植物性油脂——椰子油、棕榈油这两种食用油。所以，要想控制好血液中的胆固醇，这几种油都要少吃。

说到这里，教大家一个辨识富含饱和脂肪酸油脂的小窍门。

其实，所有油脂都是饱和脂肪酸和不饱和脂肪酸的混合物。饱和脂肪酸对人体健康不利，而不饱和脂肪酸对健康比较好。

饱和脂肪酸含量高的油脂，常温下容易呈现固态，牲畜类的动物性油脂中饱和脂肪酸含量高，所以猪油、牛油、羊油、椰子油等不加热的话，常温下甚至都会呈现固态。

油脂	状态	种类
不饱和脂肪酸含量高的油脂	常温下液态	橄榄油、亚麻油等
饱和脂肪酸含量高的油脂	天一冷就凝固	棕榈油

　　动物性脂肪中富含的饱和脂肪酸，既能让甘油三酯升高，又能让胆固醇升高。也正是因为这一点，美国的膳食指南将饱和脂肪酸占总能量的建议摄入量，从 14% 降低到 7% 以下。说白了，还是让大家注意少吃肥肉。这里说句题外话，猪牛羊的瘦肉、鱼肉、鸡鸭鹅的瘦肉，都是富含优质蛋白质的食物，是人类都应该吃的食物，该吃就吃，但是富含饱和脂肪酸的肥肉一定要少吃。

　　《中国居民膳食指南（2022）》建议每天肉食的摄入量是每周 300 ~ 500g，也就是 6 两 ~ 1 斤，折合到每天也就是在 1 ~ 1.5 两这个水平，其中，肥肉越少越好，优质的瘦肉是更好的选择。

　　为了预防血脂升高，无论是动物性油脂，还是植物性的椰子油、棕榈油等饱和脂肪酸含量高的植物油，大家最好都少吃。需要特别注意的其实是棕榈油，它能增强食物口感的这种特性使得我们身边随处可见用棕榈油进行加工的食物。比如炸鸡、方便面、薯片、饼干、点心等在日常生活中随处可见的食品，都使用了棕榈油。棕榈油便于运输和使用，还可以增加食物酥脆的口感，使得食物更加可口，却是导致血脂升高的重要因素之一，所以大家注意少吃加工类高脂食物。平日吃东西时，也可以注意一下食物配料表，如果含有棕榈油，就尽量少吃或者适量食用。

（3）反式脂肪酸

相较于前面提到的饱和脂肪酸，反式脂肪酸更加常见，也更加不健康。前面我们提到过，不饱和脂肪酸对健康比较好，相对于饱和脂肪酸来说，它对血脂的影响较小，甚至多吃一点还有益于健康。但反式脂肪酸却是不饱和脂肪酸中的绝对例外，反式脂肪酸虽然属于不饱和脂肪酸，却几乎不起好作用，甚至可以说它很坏。二十世纪六七十年代，美国和欧洲经济获得很大的发展，随之产生了大量的心脑血管疾病患者，这有点像今天的我们。欧美医学界经过大量研究发现，这种现象产生的重要原因之一是他们吃了太多的反式脂肪酸。

简单地说，反式脂肪酸吃多了，对血脂有影响，尤其是会使低密度脂蛋白胆固醇升高。但是最重要的危害，还是隐蔽地推升了心脑血管疾病发生率。身体内总能量摄入中每增加2%的反式脂肪酸，就会让心脑血管疾病发生率增加23%。

反式脂肪酸导致心脑血管疾病发生主要有两个方面原因。

第一，反式脂肪酸会对脂蛋白代谢产生不利影响，尤其是通过增加胆固醇转移蛋白的活性，导致低密度脂蛋白胆固醇、极低密度脂蛋白和甘油三酯的升高，同时它还可以让高密度脂蛋白胆固醇降低，这一切都可以推升心脑血管疾病发生率。说白了，就是反式脂肪酸能降低"好血脂"，提高"坏血脂"。

　　第二，反式脂肪酸吃多了会直接使其发挥促进炎症的作用，让身体处于炎症状态，而炎症反应会导致动脉粥样斑块的发生和发展，进而推升心脑血管疾病的发生率。

　　反式脂肪酸的主要来源是什么呢？那就是部分氢化处理的植物油，包括代可可脂、人造奶油、人工黄油、起酥油、植脂末等。这种人工反式脂肪酸是人类制造出来的，由于其便于保存和运输，还能提升食品口感，一经发明就广为应用。

　　说到这类反式脂肪酸的发明，就要回到 20 世纪 20 年代。当时，德国化学家威廉·诺曼意外发现，将棉花籽油部分氢化处理后，就可以让这种油脂变成固态，较之液态油更便于使用、存放和运输。而且这还是植物油，当时的人们认为，它比动物油健康，所以一下子就火起来了。随后很多食物制造企业不再使用动物油脂（黄油），而是开始使用这种反式脂肪酸。但是，没想到正是这一改变，造成了欧美世界心脑血管疾病的高发。

　　其实，现代生活中，很多食物含有大量反式脂肪酸，比如微波爆米花、面包、蛋糕、糕点、冰激凌、咖啡伴侣、巧克力、蛋黄派、奶茶、泡芙、蛋挞等各种加工制造得香酥可口的食物，可以说绝对让人防不胜防。大家平时注意看一下，只要食品的配料中含有起酥油、氢化植物油、奶精、人工黄油、植脂末等，就说明含有反式脂肪酸。

　　既然反式脂肪酸的危害那么大，那是不是所有含反式脂肪酸的食物都不可以吃了呢？面包、冰激凌、奶茶、蛋挞这种食品必须完全杜绝吗？

其实不是的，对任何物质来说，撇开剂量谈危害都是不严谨的。

从 2015 年开始，欧洲和美国的各大膳食指南已经开始建议大家尽量不要吃富含反式脂肪酸的食物。2016 年美国的膳食指南对此更加严格，建议美国人每天尽量不吃含有反式脂肪酸的食物，如果不能躲开这类食物，建议每天的反式脂肪酸摄入量尽量控制在 2g 以内。我国的膳食指南指出，每天摄入反式脂肪酸不应超过 2.2g。其实，少量摄入反式脂肪酸并不会对身体产生太大影响，只要注意控制摄入量，不长期大量摄入，偶尔适量吃一次，并不会造成什么严重的影响，但切记不可多吃、常吃。

看到这里好多朋友会说："这也不能吃，那也不能吃，张大夫你说说怎么吃更好吧。"

下面我们就给大家讲讲我们应该如何吃才更健康。

三、好的膳食模式——降血脂从吃好一顿饭开始

都说高血脂的根源是管不住嘴，确实，很多时候高脂血症都是吃出来的。除了有些人是先天遗传基因不好，更多人是因为经常吃甜食和油腻的食物，或者长期吃馒头、大米饭等高碳水的食

物才最终导致血脂升高的。一旦血脂升高，或者说患上高脂血症后，血脂指标就更容易受到饮食的影响了。

1．5 种膳食模式

那么，什么是好的膳食模式，想要降血脂，又要如何吃饭呢？

首先，膳食模式指的是各种食物在整体膳食方案中的比重。平衡膳食模式是保障人体健康和营养的基础，而饮食的多样化是健康膳食模式的基础。一般说来，健康的膳食模式应该包括平均每天至少摄入 12 种食物，包括谷类食物、蔬菜水果、畜禽鱼蛋奶、豆制品、坚果等；同时，每星期至少摄入 25 种食物。如果想健康，可以以谷物为主，特别是增加全谷类食物的摄入。下面给大家介绍一些人类现代医学认可的 5 种膳食模式。

（1）地中海膳食模式

地中海膳食模式是指希腊、西班牙和意大利南部等地中海沿岸的南欧各国的一种膳食模式和饮食习惯。地中海饮食的特点是蔬菜、水果、豆类和鱼类食物摄入较多，猪、牛、羊等红肉摄入较少，食用油以橄榄油为主，以及饮用少量的红酒。

这种膳食模式富含不饱和脂肪酸，饱和脂肪酸含量低。经过多年研究发现，地中海膳食可以降低高血压、高脂血症、心脑血管疾病的发生率。

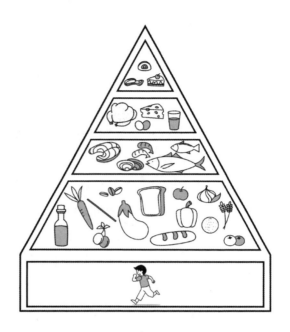

平衡膳食搭配比例

（2）北欧膳食模式

简单说就是芬兰、丹麦、挪威、瑞典、冰岛这5个国家的膳食模式。这5个国家可以说是全球最长寿的地区，因此它们的膳食模式被全世界重视与研究。

北欧膳食模式实际上就是一种富含乳制品、浆果、蔬菜、海鱼、全谷类食物、菜籽油以及一些瘦肉的膳食模式。在过去的10年里，北欧膳食模式被认为是极其健康的膳食模式。一些研究也提出，这种膳食模式有利于降低高脂血症、糖尿病、高血压以及心脑血管疾病的发生率，还有助于减肥。

（3）DASH 膳食模式

DASH 膳食模式由美国国家心脏、肺和血液研究所设计，主要目的是预防高血压的发生。DASH膳食模式在地中海膳食模式的基础上，还强调脱脂或者低脂牛奶的摄入，注意增加钾、镁、钙等矿物质的摄入，减少盐和油脂的摄入。很多研究都显示，DASH膳食模式可以有效改善血压、血脂以及降低心脑血管疾病的发生率。

（4）低脂膳食模式

低脂膳食模式特别注重少吃猪、牛、羊等的动物性油脂，这种膳食模式可以降低高血压、血脂紊乱和心脑血管疾病的发生率，特别适合在我国那些爱吃羊杂汤、卤煮、牛杂汤等食物的地区进行推广。

（5）素食膳食模式

这些年素食膳食模式越来越受到大家的关注。有些研究显示，素食膳食模式有助于降低高血压和高脂血症的发生率，尤其是收缩压的降低比较明显。同时有些研究显示，它可以降低心脑血管疾病发生率。但是，我个人不建议采用严格的素食饮食，因为纯素食也存在健康隐患。

2. 地中海膳食、地中海膳食的中国式改良以及北欧膳食模式的优势

以上 5 种膳食模式中，最知名的就是地中海膳食模式和北欧

膳食模式，下面我详细介绍一下地中海膳食模式和北欧膳食模式，以及为什么这类膳食模式广受推崇。

（1）地中海膳食，能让心脑血管疾病发生率进一步降低 25%

为什么说这个地区的膳食结构比较好呢？

欧洲人发现生活在这个地区的人，心脑血管疾病发生率较低，于是追根溯源，发现他们的膳食结构比较合理。他们的膳食结构以新鲜蔬菜水果、海鱼、五谷杂粮、坚果、豆类和橄榄油为主要食材，烹饪的时候很少用煎、炒、烹、炸等方法，多用橄榄油代替动物油和人造黄油。据研究，地中海膳食中脂肪占总能量的 35% 左右，其中饱和脂肪酸（猪、牛、羊的油就是饱和脂肪酸）只有 9% 不到。

很多科研机构对这种膳食方式进行研究。随着研究的深入，人们惊奇地发现，遵循地中海膳食模式的人发生高血压、冠心病等疾病的概率比较低。人们逐渐意识到地中海膳食是一种健康的膳食方式。美国心脏病学会和美国心脏协会都把地中海膳食作为预防心脑血管疾病的食谱进行推荐。

总之，在人类现有认识中，地中海膳食模式的确是一种比较好的膳食模式，尤其是对于心脑血管疾病患者和高危人群，是一种可以选择的膳食模式。

（2）地中海膳食的中国式改良

中国人采用地中海膳食模式有一个难以回避的大问题，就是难以习惯它的口味和烹饪方式。中国人都是吃着熟透了的食物长大的，这时候突然吃一些生鲜的食材，或者没有烹饪至熟透的食物，总是觉得胃不舒服。对此，我给大家介绍一款改良版的"地中海膳食"，建议大家多吃以下 9 类食物。

①谷薯类食物

每天摄入适量的谷薯类食物，这些较之精米白面等精细加工的主食更加有利于健康。建议一般成年人每天摄入谷薯类 250 ~ 400g（半斤到八两），其中包括全谷类和杂豆类 50 ~ 150g（1 ~ 3 两）、薯类 50 ~ 100g（1 ~ 2 两）。建议每餐都有全谷类食物，食物尽量"粗细搭配"，如大米与糙米、杂粮（小米、玉米和燕麦等）和杂豆（红小豆、绿豆和芸豆等）搭配着吃。地中海饮食也是富含这些五谷杂粮的。

②蔬菜水果

蔬菜水果是大家平时要注意每天都吃的食物，摄入量建议每天≥ 500g（1 斤）。蔬菜每天摄入 300 ~ 500g（6 两 ~ 1 斤），其中深色蔬菜应占一半；新鲜水果每天摄入 200 ~ 350g（4 ~ 7 两）。同时注意，不要用果汁代替水果，不要过度烹饪蔬菜，能吃新鲜的尽量吃新鲜的，这也是地中海饮食和我们中国传统饮食的重要不同之处。

③鱼

鱼肉富含 ω-3 多不饱和脂肪酸，是一种优质的蛋白质来源，对人体非常好。所以，各大健康和膳食指南都比较推荐鱼肉作为健康食物。最新的健康生活方式指南建议，每星期鱼肉摄入量最好≥ 300g（300 ~ 525g），也就是 6 两 ~ 1 斤的量。同时建议尽量采用煮、蒸等非油炸类烹饪方法，减少油炸的烹饪方式，这样更加健康一点，对血脂更好。同时地中海饮食也是富含海鱼的饮食方案，这一点我们一定要学习。

④肉

一说到肉类食物，很多有慢性病的朋友都不敢吃，就怕血脂升高，进而导致心脑血管疾病。其实，很多人不知道，肉也是我们身体必须摄入的营养物质，不能不吃。长期不吃肉容易导致身体虚弱，让人患上更严重的疾病。现在主流的膳食指南一般建议每天摄入肉类食物40～75g（1两到1两半）。如果是鸡鸭鹅的肉，因为脂肪和胆固醇含量低一点，所以更好一些。而如果吃猪、牛、羊的肉，最好是吃瘦的，摄入量不宜过多。

⑤鸡蛋

一天吃几个鸡蛋合适，几乎是现在老百姓最为关注的健康话题之一。其实，讨论这个话题，就是在讨论胆固醇摄入量的问题。因为鸡蛋的蛋黄是一种富含胆固醇的食物，吃多了的确会影响血液胆固醇的水平，血脂高的人和心脑血管疾病患者的确需要注意。现阶段，我们最新的健康指南建议，每周摄入鸡蛋3～6个比较合适。不管一个星期是3个还是6个，具体到每个人，最好是不影响血脂中胆固醇的量为宜。

⑥豆制品

大豆中富含蛋白质、膳食纤维、钾、钙等营养素，所以适量吃豆制品对健康有利。有些医学研究也显示，日常适量吃豆制品有助于降低心脑血管病发病风险和全因死亡风险。《中国居民膳食指南（2016）》推荐每天食用大豆25g（相当于南豆腐约125g，或豆腐丝 50g）。而《中国居民膳食指南（2022）》中建议一家三口可以一次吃一块 300g 的豆腐，同时建议各种豆制品可以换着花样吃，既丰富了口味，也保证了营养。可见豆制品一直是中国居民膳食指南的推荐食物。

⑦坚果

坚果富含多不饱和脂肪酸、蛋白质、矿物质等营养素。其中多不饱和脂肪酸对人体非常有好处，所以日常适量吃点坚果也是非常好的饮食习惯。地中海饮食方案中包含摄入一定量的坚果，这也是地中海饮食的特点之一。现阶段最新的健康生活方式指南推荐，每周坚果摄入量控制在 50 ~ 70g，也就是每天 10 ~ 15g，最好别超过 20g，以免影响甘油三酯。

⑧牛奶

奶类等乳制品种类多样，是膳食钙和蛋白质的重要来源。有医学研究显示，与从不喝牛奶者相比，每天饮用牛奶 150 ~ 300g 的人，心脑血管病发病率和死亡风险分别降低 23% 和 19%。所以，最新的健康生活方式指南建议中国人每天喝 150 ~ 300g 液态奶比较好。如果你的血脂高，或者有心脑血管疾病，可以优先选择低脂奶或者脱脂奶。摄入奶制品是美国 DASH 饮食的特点之一，这一点值得我们学习。

⑨茶

多项医学队列研究的荟萃分析显示，与不饮茶的人相比，每天喝茶的人发生急性心肌梗死和脑卒中的风险会比较低。所以，最新的健康生活方式指南建议适量饮茶，每月茶叶消耗量可以控制在 50 ~ 250g，绿茶最好。当然，有人喝绿茶会有胃痛的感觉，这是绿茶中含有更多的茶碱导致的，如果是这样，建议可以考虑喝其他类型的茶。这属于咱们中国人的饮食特点，还是很健康的。

（3）北欧膳食模式

最近，丹麦的哥本哈根大学一名叫德拉格史特迪的研究员，联合北欧的芬兰、挪威、瑞典和冰岛一起进行了这方面的研究。研究入选了 200 名北欧 50 岁以上比较胖的人，这些人都是高脂血症、糖尿病、心脑血管疾病的高危人群。研究者让他们坚持采用北欧膳食模式，结果发现这些人血液中的血脂和血糖都有了很明显的改善，而且有些人还变瘦了。

北欧膳食模式是近年来刚被认识到的一种膳食模式。这种健康膳食模式有利于降低血脂、血糖和心脑血管疾病发生率，还有利于减肥，是近年来人类医学界和营养学界越来越认可的一种膳食模式。

为什么北欧膳食模式更加健康呢？原因有很多，一方面是北欧膳食中食物多样化，而且每种食物都是现阶段被广泛认可的健康食材；另一方面，北欧膳食中的一些食物，也就是海鱼、亚麻油、菜籽油这些食材富含多不饱和脂肪酸，比如说 ω-3 多不饱和脂肪酸和 ω-6 多不饱和脂肪酸，这两种物质对保持我们的血脂健康非常有好处。不饱和脂肪酸可以分为单不饱和脂肪酸和多不饱和脂肪酸，单不饱和脂肪酸人体能够合成，而多不饱和脂肪酸是人体必需却又无法自己合成的，因此就需要外源性摄入。

另外，北欧膳食模式除了对血脂有好处，还有利于减肥。人的体重降低了，血脂往往也会有所好转。由此看来，北欧膳食模式对于人体健康的改善的确是多方面的。

其实，我只是想通过介绍北欧膳食模式唤起国内大众对于健康饮食的重视，并不是单单告诉大家吃些什么食物就能长寿。毕竟人类的寿命，除了受饮食影响外，还受到环境、精神等各方面因素的影响。认识到饮食对健康的重要性，不要忽视日常的饮食健康，尽量把饮食习惯朝着健康的方向调整，才是咱们的目的。

说完这些，很多人会说："这些健康膳食模式挺好，就是咱们中国人不习惯，有没有适合咱们中国人的健康膳食模式？"

下面我就专门针对中国人的饮食习惯，详细讲一讲。

3. 中国人饮食中的 3 个不足

说了这么多世界范围内的健康膳食模式，那咱们中国的膳食模式呢？

都说中华美食文化博大精深，很少有国家的饮食文化能与我国媲美。但除了美食，我们更需要注意的是，中国人的饮食习惯有不足之处。正如考试一样，我们不但要保证把能做对的题目继续做对，更要针对错题研究改进学习方法，才能不断进步，最终提高分数。

下面，我们就谈一谈中国人的饮食习惯有哪些不足。大家有则改之，无则加勉。

别老是以为最致命的健康杀手是吃了过多的糖和油脂，其实对中国人来说，更可怕的是吃进去了过多的盐，同时杂粮和水果又吃得太少！这不是我说的，这是知名医学杂志《柳叶刀》说的。

早在 2019 年，国际上的知名医学杂志《柳叶刀》就有相关研究指出，就在 2017 年这一年，全球所有死亡人数中，有 20% 跟不健康的饮食有关系，计算一下，就是有大约 1100 万人因为不健康的饮食而去世，实在是让人扼腕叹息。这份医学研究特别指出，中国是因为饮食问题造成死亡人数最多的国家！而我们的邻国日本，其饮食对健康的不良影响居然是最小的。怎么会造成这种现象呢？我们在饮食上到底做错了什么呢？

《柳叶刀》的这项研究列举了 15 项不健康饮食习惯，其中对人体健康影响最大的前三名分别是高盐饮食、全谷类食物摄入不足和水果摄入不足。而那些被我们反复提到的不健康饮食习惯的排名都不如这 3 项高，比如说高脂饮食、高糖饮食、加工类肉食饮食、反式脂肪酸饮食等。这的确颠覆了我们对于健康饮食的很多传统认知。下面我们就给大家仔细分析一下这 3 个最不健康的饮食习惯。

（1）油和盐吃得太多

中国的饮食文化源远流长、博大精深。但是，这并不代表我们的膳食模式完美得无懈可击。其中特别值得给大家提出来的一点就是，油和盐吃得太多。油吃得多，无论是植物油还是动物油，都容易让人体的甘油三酯和胆固醇升高，这些知识前面已经详细讲解过，咱们不再赘述。下面给大家说说盐吃多了的危害。我在我的第一部专著《张大夫教您科学降血压》中详细介绍过，今天在此再给大家介绍一下。

对于绝大多数健康成年人，长期的高盐饮食都会增加患高血压的风险。我国的高血压权威著作和指南都指出，高盐饮食是导致中国人患高血压的重要原因。相关医学数据甚至显示，中国的高血压患者中有超过一半是盐敏感型高血压患者。说白了，50% 的中国高血压患者得病跟吃盐多有关系。2020 年，中国宁波诺丁汉大学分校的研究人员发现，吃盐多除了会导致人的血压升高，还会导致血糖升高。

2012 年，我国流行病学调查显示，中国人均吃盐量是 14.5g/ 天，北方地区很多人甚至可以达到 18g/ 天。这相对于世界卫生组织和中国膳食指南的推荐剂量，也就是 5 ~ 6g/ 天，绝对是大幅度超标了。

我想这也是吃盐多成为全世界危害最大的饮食习惯的原因吧，说到这里，还是奉劝大家少吃盐。

（2）全谷类食物吃得太少

全谷类食物吃得太少，是咱们中国人这些年普遍存在的问题。全谷类食物，通俗地讲，就是未经深加工的粮食，或者可以简单理解成粗粮。随着生活水平的提高，不管城市还是乡村，都是大米、白面摄入增多，而粗粮摄入减少，这对健康的危害是比较大的。长期大量吃大米、白面，升高血糖不说，还会升高甘油三酯。现在很多人甘油三酯高，主要原因就是大米、白面吃得太多了，粗粮吃得太少了。

2020年，北京阜外心血管病医院的顾东风院士带领中国各领域的医学专家，制定了一份关于国人生活方式的指南，这份指南建议大家在主食总能量达标的前提下，注意适当减少精细食物的摄入量，同时注意增加谷薯类食物的摄入量，建议正常健康成年人多吃全谷类食物，比如说燕麦、玉米等粗粮摄入量每天可以控制在50～150g（1～3两），而现在我国大多数成年人每天的摄入量也只有30g左右。

（3）新鲜水果吃得太少

我国队列研究结果表明，中国人均水果摄入量每天80g左右，远远达不到每天200～350g（4～7两）的推荐量。而增加水果摄入，可降低成年人高血压、脑卒中（也就是中风）及其他主要心血管病的发生风险，因为水果不仅能够提供糖分，还能提供膳食纤维、叶酸、维生素和矿物质。而我国高同型半胱氨酸的人多，很大程度上也是因为水果吃少了。

但是，现在很多经济条件好的地区的人，尤其是爱吃水果的人，因为水果吃得多，所以糖摄入超标，血糖升高的同时，甘油三酯也会升高。所以，大家一定要注意，吃水果要适量，最好不要影响到血糖和甘油三酯。

4. 江南膳食模式，中国人的健康饮食方案

"吃米饭和吃馒头，哪一种更健康？"患者朋友直截了当地问我。

"吃米饭相对更加健康一点儿！"我同样直截了当、不拖泥带水地回答。

吃米饭真的比吃馒头健康吗？这个说法靠谱吗？

说到这个话题，我给大家介绍一种适合咱们中国人的饮食方案——江南饮食方案，从中可以找到答案。

说到健康饮食方案，最有名的还是地中海饮食方案，这个饮食方案已经被美国心脏协会连续 5 年认定为**最健康饮食方案**。其实，这个饮食方案就是提倡食物多样化，是富含蔬菜水果、全谷类食物、鱼类食物以及含适量坚果和橄榄油的一种膳食模式，欧洲地中海沿岸的几个国家以这种饮食为主，心脑血管疾病发病率也比较低。所以，这个膳食模式享誉全球。其实，类似的膳食模式在中国也存在，那就是江南膳食模式。

《中国居民膳食指南科学研究报告（2021）》就专门提到，中国人自己的膳食模式首推江南膳食模式，这份权威的研究报告特意用了一整段来讲解我们自己的健康膳食模式。

其实，江南膳食模式有以下 5 个优点值得中国其他很多地区学习，尤其是值得中国北方广大地区学习。

（1）以米为主，粗细搭配

江南的饮食习惯中，大米是最主要的主食，这比以面粉为主食的膳食模式健康在哪里呢？大米和白面不都是碳水化合物吗？

其实，简单讲就是饱腹感相同的情况下，吃大米饭可能比吃馒头摄入更少的能量。比如说，2两大米做熟了是半斤大米饭，而2两白面只能做出3两馒头。这样一来，在饱腹感相同的情况下，当然是吃米饭摄入的能量更少一点，因过度摄入碳水化合物和能量而产生肥胖以及其他代谢类疾病的情况也就更少。这在《中国居民膳食指南科学研究报告（2021）》中也专门提到了。

其实，在我看来，江南膳食模式在吃主食方面，除了以米为主食，更加值得称道的是粗细搭配。也就是说，如果你能更多地摄入全谷类食物，或者说更多地摄入粗粮，会更加有助于心脑血管疾病发生率的降低，这比单单吃米饭更加健康。这才是真正的健康吃主食的精神。（注意，米饭虽说相对健康一点，但也不要过量，过量也会带来健康问题。）

（2）吃更多蔬菜水果

江南饮食的另一优点就是鼓励多吃蔬菜水果。关于每天蔬菜水果的摄入量，各大健康指南的建议是每天蔬菜水果摄入量最好 ≥ 500g（1斤），其中每天摄入蔬菜 300 ~ 500g（6两 ~ 1斤），深色蔬菜应占一半；每天摄入新鲜水果 200 ~ 350g（4 ~ 7两）。同时一定要注意，不要用果汁代替水果。

（3）多吃鱼

江南地区自古以来就是"鱼米之乡"。既然是鱼米之乡，那吃鱼自然就很普遍，这是地域上的先天优势。之所以鱼类食物对健康有好处，是因为鱼类食物中富含 ω-3 脂肪酸，这类物质能够让血管更加健康，所以各大健康膳食指南都一致推荐大家每星期至少吃 2 次鱼，总量最好在 3 两以上。

（4）食用油要健康

江南饮食中常用的食用油是以菜籽油为代表的富含不饱和脂肪酸的食用油，这对于健康来说也比较好。因为富含不饱和脂肪酸的油脂比富含饱和脂肪酸的油脂对于血管健康更加有利。

（5）烹饪方式要健康

江南饮食中的烹饪方式更多的是低温快炒、低盐低脂。大家看的很多美食纪录片中，一些大厨也都给出了同样的答案。这跟中国很多地区的高温油炸、高油高盐形成了强烈的对比，而这种烹饪方式应该说更加健康，因它更有利于保存食物营养，减少高盐高油对健康的不利影响。众所周知，高盐饮食会导致高血压发病率升高，而高油饮食会导致高脂血症发病率升高。

希望以上我的介绍能够让更多中国人开始重视自己的健康问题，尤其是如何让饮食更健康一点。身体力行地改善每天的生活方式，才是真正预防急性心肌梗死、脑梗死等心脑血管疾病的开始。

四、日常生活应该怎样吃

如何吃更加健康？这是大家都关注的话题，在这本书里我除了要告诉大家怎么吃有助于血脂控制，更多的是想告诉大家怎么吃更健康一点，这就不止于血脂领域了。我会为大家详细讲解日常生活里的那些食物应该怎么搭配着吃更好、更健康。而那些不健康的食物，我也会尽量介绍给大家。

1. 鸡蛋应该怎么吃

关于这个问题的探讨，主要目的不单单在于教会大家一天吃多少鸡蛋，关键是想让大家了解我们每天应该吃多少胆固醇。

很多人以前经常听到这个说法：早晨应该吃个鸡蛋，营养又健康。于是很多家长强迫孩子每天吃鸡蛋，但事情真的是这样吗？

在 2013 年之前，医学界普遍的认识是，普通人对于胆固醇的需求量是每日 300mg，而心脑血管疾病患者对于胆固醇的需求量可以降低到 200mg。于是，所有的科普文章都建议每天只需吃 1～2 个鸡蛋，因为每个鸡蛋含有的胆固醇是 150mg 左右。

事情发展到 2013 年，英国一项涉及 300 万成年人的大型研究指出，多吃鸡蛋并不增加心脑血管疾病发生率。

到了 2015 年，因为受到这项研究的影响，美国更新膳食指南，删除了 "300mg" 这一推荐的胆固醇摄入量，不再推荐胆固醇具体摄入量。很多人因此认为，美国作为全球医学领导者，不再认为胆固醇有害！

那么真相是什么呢？

我多次提起过，胆固醇是导致心脑血管疾病的重要物质，想要控制心脑血管疾病，就要让胆固醇降低。而人体胆固醇的来源分为两种，70% 来自肝脏合成，30% 来自食物摄入。针对肝脏合成这条途径，我们可以通过他汀类药物控制，而对于食物摄入这条途径，还是要注意控制饮食。

近年来，美国各个领域的指南不断更新，但是总体趋势是"为随机对照试验独尊"。通俗地讲就是，虽然美国制定指南的医学专家也认为高胆固醇饮食导致心脑血管疾病高发，但是由于缺乏试验证据的支持，也只能暂时搁置这个问题。

但是，作为一个心血管临床医生，我和很多医生的临床经验都是，不同人、不同个体，对于胆固醇的稳态调节能力是不一样的，甚至可以说存在着巨大的差异。研究表明，平均每 4 个人中就有一个人对食物中的胆固醇很敏感。因此，对于绝大多数心脑血管疾病患者以及高胆固醇血症患者来说，需要严格控制胆固醇摄入。适度摄入胆固醇才应该是最好的，摄入过多肯定对健康有不利影响。

在试验证据这方面，其实有了新的进展。

2019 年 3 月，美国西北大学医学院历时 20 年，随访 3 万成年人，发现吃鸡蛋多还是会增加心脑血管疾病发生率的，主要原因就是鸡蛋中的蛋黄富含胆固醇。这项研究同时指出，每天吃一个蛋黄，外加两个蛋白可能是最好的选择。该研究已发表在《美国医学会杂志》上。

鉴于这些研究，2019 年，美国心脏协会的推荐建议是这样的：普通健康人每天吃 1 个鸡蛋比较合适，因为每 2 个鸡蛋中含有 585 mg 胆固醇；如果没有高血脂的问题，可以放宽至 2 个鸡蛋。而高血压、高脂血症、糖尿病或心力衰竭患者等高风险人群摄食高胆固醇食物需谨慎（美国人的文字游戏，只是说需要谨慎，没有说具体的量）。

而美国心脏协会关于膳食胆固醇和心血管病风险的最新科学声明认为，高胆固醇饮食的确会使血液中的胆固醇轻度升高，同时也建议控制食物中胆固醇的摄入，包括蛋黄的摄入。鉴于这些研究，由我国学者顾东风院士牵头编写的《中国健康生活方式预防心血管代谢疾病指南》指出，在当前我国人群的血脂水平，尤其是胆固醇水平仍在升高的情况下，建议一般成年人每周摄入鸡蛋 3 ~ 6 个比较合适。而对于那些心脑血管疾病患者和高脂血症患者来说，每天膳食胆固醇摄入要小于 300 mg（约 1 个鸡蛋黄的胆固醇量）。这里还要提醒大家，对于平时还摄入其他高胆固醇食物的人群来说，如果还要同时摄入动物内脏、红肉、虾等其他高胆固醇食物，则应在 1 个蛋黄的基础上再减少鸡蛋的摄入量。

说到这里，大家应该对怎么吃鸡蛋这件事有了大概的认识。

其实，关于吃鸡蛋这个事，人类的认识还会不断地发展，也不一定就是某一个人或者某一项研究说得绝对就是对的。我想还是因人而异。比如说如果你平时比较爱吃鸡蛋，吃得比较多，但是血脂也达标，就可以适度多吃点，没问题。但是如果你属于心脑血管疾病高危人群，你鸡蛋吃多了血脂就超标，那你还是应该适度控制一下鸡蛋的摄入量，尤其是蛋黄的摄入量。

美国的膳食指南可能还会做出相应的修改，可能会再回到以前的推荐方案上，也就是还是要大家限制胆固醇的摄入。没办法，人类科学就是这样呈螺旋式上升，有时候会复辟到以前的认识，但是总的来说，大趋势还是在不断进步的。

2. 肉应该怎么吃

一说到吃肉，血脂升高的人往往会觉得肉不能吃，因为吃肉会使血脂进一步升高。但实际上，血脂高的人也可以吃肉，只不过可能需要尽量优先吃一些低胆固醇、低饱和脂肪酸的优质肉类，而且要适量吃。

虽说鱼肉、鸡鸭鹅的肉更健康一些，但是咱们中国人更爱吃猪肉、牛肉和羊肉，这怎么办呢？

一般说来，血脂高的人吃猪肉、牛肉、羊肉的话，最好是吃瘦肉，肥肉和内脏最好少吃。而猪肉、牛肉、羊肉的瘦肉，在营养学上被称为"红肉"。这些动物的瘦肉之所以是红色的，主要原因是哺乳类动物的瘦肉里含有肌红蛋白。而鸡鸭鹅的肉、鱼肉、贝类的肉都没有肌红蛋白，所以被算作"白肉"。注意，这里说的白肉不是肥肉，这是两个概念。

猪、牛、羊肉的特点就是在含有蛋白质的同时，脂肪和胆固醇含量也不低，这也是猪、牛、羊的瘦肉让人觉得很香的原因。其中，猪肉最香，因为猪的瘦肉脂肪含量最高达到 6.2%，羊的瘦肉次之，脂肪含量为 3.9%，牛肉最低，只有 2.3%。这些肉的脂肪中饱和脂肪酸含量比较高，而饱和脂肪酸是形成胆固醇的原料物质。现阶段对于饱和脂肪酸的摄入，一般建议是其能量占比不能超过总能量摄入的 7%。

所以，我们平时在吃猪、牛、羊的瘦肉时，也要注意适量，否则会让饱和脂肪酸摄入超标。一般建议血脂高的朋友每天吃这些肉食时最好吃瘦的，量最好别超过 1 两半，这是现阶段主流膳食指南和生活方式指南的建议。

3. 蔬菜应该怎么吃

随着大众健康意识的增强，人们开始意识到多吃蔬菜对于身体健康的重要性。但可能 99% 的中国人蔬菜都吃错了，因此并没有获得该有的健康效果。

（1）中国人吃菜的方式健康吗

中国人吃的食物普遍都是经过烹饪加热处理过的，尤其是蔬菜需要"煎炒烹炸煮"之后再吃，这就让我们吃进去更多的油脂和胆固醇，同时植物中大部分天然叶酸丢失，进而导致通过食物补充的叶酸大幅度减少。所以，中国的高脂血症患者多，同时很多人存在同型半胱氨酸升高的问题。

（2）最新的医学研究怎么看

发表在欧洲医学期刊《营养前沿》杂志（*Frontiers in Nutrition*）的一项涉及 40 万英国人的大型研究显示，吃生的蔬菜能够降低心脑血管疾病的发生率。这项研究指出，与食用熟蔬菜相比，食用生蔬菜能够让心脑血管疾病发生率和死亡率分别降低 82% 和 87%。

（3）为什么蔬菜做熟了不再健康

为什么很多蔬菜做熟了吃不如生吃健康呢？

主要原因有两个。

第一，煎炒烹炸炖煮的烹饪方式，会让蔬菜的有益营养元素大幅度丢失，比如叶酸、矿物质以及其他各种维生素。要知道，绝大多数维生素都和叶酸一样并不耐高温，一旦过度烹饪就会丢失、变质，对身体的保护作用也就小了。

第二，咱们中国人炒菜会放进去更多的调料，包括各种油脂、盐、鸡精、蚝油、料酒、大酱等，这就使得油脂和盐的摄入量超标，进而增加高脂血症和高血压的发生率。

（4）如何理性看待生吃蔬菜

不是所有的蔬菜都适合生吃，有些菜根本就不适合生着吃，大家完全可以做熟了再吃。比如说土豆、芋头、山药、豆角、木耳、竹笋、菠菜等蔬菜，必须烹饪熟了再吃。而对于很多蔬菜是可以生熟两吃的，比如说白菜心、黄瓜、番茄、生菜、萝卜、胡萝卜等，只要胃肠道没有不适反应，就可以尽量吃生的。

（5）每天吃多少蔬菜比较健康

说到最后，大家最想问的问题一定是每天吃多少蔬菜相对比较健康。其实，这方面 2020 年新发布的国人健康生活方式指南给出了答案，建议中国人每天摄入蔬菜量最好是 6 两到 1 斤，其中深色蔬菜应占一半。

（6）吃蔬菜应该注意的细节问题

吃蔬菜也需要注意一些细节上的问题，比如说如果条件允许，最好吃无公害的蔬菜，吃菜前尽量把蔬菜清洗干净，同时尽量避免吃发黄、腐烂的蔬菜。

总之，只要胃肠道能耐受，没有不适的感觉，生吃某些蔬菜绝对是一种健康的饮食习惯。坚持这种饮食习惯，有助于降低高脂血症和心脑血管疾病发生率。

4. 牛奶应该怎么喝

"喝牛奶升高血脂，不能再喝了！最好是喝低脂或者脱脂牛奶。"这些年来，这成为大众健康领域关注度最高的健康话题之一。今天张大夫就把这个话题给大家掰开了揉碎了说清楚。

严格意义上讲，喝牛奶对健康的好处很多，比如说有助于补钙和补充优质蛋白质。但是，唯一需要特别注意的是，全脂纯牛奶的确对于血脂存在一定的影响。那么，关于喝牛奶，我们应该如何正确认识呢？纯牛奶好，还是低脂、脱脂牛奶好？喝多少合适？

（1）美国膳食指南怎么说

美国可能是全球人均牛奶消费量最大的几个国家之一，所以他们的膳食指南对于这个问题肯定也有相对更深的认识。

美国膳食指南中对牛奶制品做了明确的推荐：建议尽量选择低脂、低糖的牛奶制品，对全脂牛奶的推荐低于对低脂或脱脂牛奶的推荐，主要原因是全脂牛奶中包含饱和脂肪酸，会造成血脂升高，进而推升心脑血管疾病的发生率。

（2）中国膳食指南怎么说

中国最新的膳食指南《中国居民膳食指南（2022）》比较鼓励大家摄入奶制品，比如说纯牛奶和酸奶等。因为这样可以增加中国人钙和优质蛋白质的补充。同时也指出，要注意适量，牛奶尽量控制在每天 300g 左右，差不多 300mL，也就是大约一袋半牛奶的量。大家完全可以早晨喝一袋牛奶，中午喝一杯酸奶，这样基本上就够了。而对于那些超重、肥胖、有血脂问题或者需要严格控制血脂的人，指南认为，这类人群比较适合喝脱脂奶或者低脂奶。

（3）如何看待中美膳食指南对于牛奶的不同态度

简单说，美国膳食指南鼓励对低脂、脱脂牛奶的摄入，限制对纯牛奶的摄入。而中国膳食指南鼓励对所有奶制品的摄入。这两份指南的不同反映的还是两个国家国情的不同，比如说美国一直有喝牛奶的习惯，很多人喝牛奶就像喝水一样，每天可以喝 1 升以上的牛奶，同时他们的牛奶价格相对较低，所以牛奶对血脂影响较大。而咱们国家以前没有喝牛奶的习惯，这些年即使一部分人开始喝牛奶，也喝不了那么多的牛奶，所以牛奶对血脂影响并不大。两国国情的不同注定了各自的膳食指南对于牛奶的推荐不同。其实，现阶段我们需要做的还是唤起更多人对于牛奶的认可，建立起国人饮用牛奶的习惯。

（4）最新的权威医学研究怎么说

2018 年 9 月发表在顶级医学期刊杂志《柳叶刀》上的前瞻性城乡流行病学研究，应该说是现今关于怎么喝牛奶才健康的最新医学研究。这项医学研究旨在研究牛奶制品和心脑血管疾病的相关性，纳入了 21 个国家的相关数据。研究发现，纯牛奶摄入量相比低脂、脱脂乳制品更高的人，总死亡率和主要心脑血管疾病的发生率显得更低一些。这个研究结果直接打脸美国膳食指南。

（5）张大夫怎么看这件事

我认为，中国人的奶制品摄入量普遍不如西方国家高，尤其是不如美国人吃得多。这种情况下，全脂纯牛奶对血脂的影响其实并不明显。所以普通人并不用非得喝脱脂和低脂奶，但对那些已经诊断出心脑血管疾病的人，或者心脑血管疾病的高危、极高危人群来说，需要严格控制血脂，喝牛奶应该尽量选择低脂或者脱脂奶。

5.　多吃膳食纤维

膳食纤维是人们常常提到的一种对身体健康有好处的营养素。稍微关注健康知识的朋友几乎都听说过"平时要注意多吃高膳食纤维的食物"这种说法。可到底什么是膳食纤维呢？为什么要多吃富含膳食纤维的食物呢？多吃富含膳食纤维的食物真的能够降低血脂吗？我给大家详细解释一下。

（1）什么是膳食纤维

膳食纤维其实就是一种多糖，是一种不能被胃肠道消化，也不能被胃肠道吸收的多糖。虽说膳食纤维是人体所需的七大营养素之一，但是这种物质并不能为人体供应能量。膳食纤维可以分为水溶性和非水溶性两大类，非水溶性膳食纤维中纤维素、半纤维素和木质素比较常见，一般存在于植物的细胞壁中。富含非水溶性膳食纤维的食物包括麸皮、芹菜等纤维比较明显的植物。而水溶性膳食纤维中果胶、树胶等物质比较常见，常见于非纤维性食物中，比如说燕麦、大麦、胡萝卜、豆类、柑橘等食物。

（2）膳食纤维的健康角色

在 1970 年以前，人类营养学界一度认为这种粗纤维对人体没有什么好处，还会影响人体对于微量元素的吸收。但是经过越来越多的研究，人们逐渐意识到这种不参与能量供应的粗纤维对人体健康很重要。

膳食纤维可以促进肠道蠕动，减少食物在肠道中的停留时间，在保持消化系统健康上发挥着重要的作用，所以膳食纤维还有"人类肠道清道夫"的美誉。同时，每天摄取足量的膳食纤维，也是有效预防心脑血管疾病、癌症、糖尿病等疾病的重要手段。

（3）膳食纤维是如何降低血脂的

膳食纤维中的水溶性膳食纤维，比如说果胶，可以直接结合胆固醇，进而抑制肠道对于胆固醇的吸收；而膳食纤维中的非水溶性膳食纤维，比如说木质素，可以结合胆汁酸，让其直接从肠道排出体外。而胆汁酸是由胆固醇合成来的，促进胆汁酸排出就起到了消耗人体内胆固醇的作用，会让我们的胆固醇水平得到控制和降低。

近期发表在国外医学期刊杂志《细胞宿主和微生物》上的一项新的医学研究就发现，平时多吃膳食纤维有助于降低血脂中的"坏胆固醇"即低密度脂蛋白胆固醇的水平，而且这种降低效果随膳食纤维摄入量的增加而提升。

（4）膳食纤维的其他健康作用

多吃一些富含膳食纤维的食物，不仅有助于控制血脂中的胆固醇，还有助于预防便秘、疏通大便、减肥、促进钙质吸收、改善血糖，以及预防结直肠癌、乳腺癌、痔疮、胆结石等。

（5）富含膳食纤维的日常食物

蔬菜水果、粗粮杂粮、豆类及菌藻类食物中富含膳食纤维。部分常见食物原料中膳食纤维的含量状况为：小白菜0.7%、白萝卜0.8%、空心菜1.0%、韭菜1.1%、蒜苗1.8%、黄豆芽1.0%、鲜豌豆1.3%、毛豆2.1%、苦瓜1.1%、生姜1.4%、草莓1.4%、苹果1.2%、鲜枣1.6%、枣（干）3.1%、山药0.9%、小米1.6%、玉米面1.8%、绿豆4.2%、口蘑6.9%、银耳2.6%、木耳7.0%、海带9.8%。

所以，随着人们对膳食纤维与人体健康关系认识的不断深入，膳食纤维被发现的益处越来越多。希望高纤维食品能被更多人选择，也希望全谷类食物、薯类食物、蔬菜水果在中国人的膳食结构中的占比逐渐增加。

6. 有些"油"对人体比较好

除了膳食纤维，还有一些"油"也能降血脂，这一点估计大家都没想到。下面咱们就来说一说对人体健康比较好的"油"。

说到油，大家都会觉得非常不好，觉得吃多了会导致高脂血症，甚至增加心脑血管疾病的发生率。但是，有一群人却成了例外。他们从降生开始就主要以脂肪含量高的食物为主食，却有着比较低的心脑血管疾病发生率。早在 1944 年，辛克莱尔博士就提出，格陵兰岛上的因纽特人尽管从生下来起就以大量富含饱和脂肪酸和胆固醇的海鱼、海豹和鲸鱼为食物，但是心脑血管疾病发生率比较低。后来，也就是 40 年前，班和戴尔伯格两位研究者也发现，格陵兰岛上的因纽特人血液中的甘油三酯和胆固醇低于同年龄的其他很多人种，而且急性心肌梗死、脑梗死发生率也比较低。

肯定很多人会说，这是人家因纽特人血管"抗造"，比较皮实带来的。其实不然。很多营养学和医学研究后来发现，原来，这是因为因纽特人的食物中含有更多的鱼油，也就是 ω-3 多不饱和脂肪酸含量高，正是这种物质保护了因纽特人的血管。

说到 ω-3 多不饱和脂肪酸，其实它是好几个多不饱和脂肪酸的总称，包括 EPA、二十二碳六烯酸（DHA）、二十二碳五烯酸（DPA）和 a- 亚麻酸。这种 ω-3 多不饱和脂肪酸是人体必需的营养物质，但人体自身无法合成，完全靠外源性摄入。这一点跟单不饱和脂肪酸不同，同样是不饱和脂肪酸，单不饱和脂肪酸人体可以合成。这里提到的 EPA、DHA 和 DPA，主要存在于海产品中，尤其是海鱼、海豹、鲸鱼的油脂中，而 a-亚麻酸则存在于一些植物性食物里，比如说亚麻籽、核桃等食物。

说到这里大家可能就会明白，为什么世界卫生组织和各国膳食指南会提倡大家每周吃两次鱼，尤其是深海鱼，以及适量摄入坚果了。很大一部分原因就是这些食物中富含上面提到的这种 ω-3 多不饱和脂肪酸，而这种 ω-3 多不饱和脂肪酸就是人体必需却没办法合成的长链和极长链的多不饱和脂肪酸。

最后，张大夫给大家科普一下鱼类食物和坚果应该吃多少合适。按照我国现阶段最新的《中国居民膳食指南（2022）》精神，鱼类食物每周至少吃两次，总摄入量控制在 300 ~ 500g，也就是 6 两 ~ 1 斤的量。而坚果每天吃 10 ~ 15g 左右也有益健康，特别提醒一下，坚果脂肪含量很高，注意每天控制好摄入量，按照上面的推荐量食用，最好别超过 30g，以免升高甘油三酯。

7. 喝茶、喝咖啡能降低血脂吗

如今，喝茶和喝咖啡的人很多，很多人都觉得喝茶刮油，喝咖啡减肥又提神，便可着劲儿喝。但也有人会来问我："张大夫，喝茶、喝咖啡，对心脏好吗？能降血脂吗？"

（1）喝茶好不好

喝茶简单说应该是一种健康的生活方式。正常健康的喝茶行为，对于心血管系统是有利的。但是，短时间内摄入大量的浓茶，也可能对心血管系统有不健康的影响，比如说喝浓茶可能会让心脏早搏增多。

国内外医学界的多项队列研究以及荟萃分析都显示，与从来不喝茶的人相比，有喝茶习惯的人患急性心肌梗死和脑卒中的风险都是比较低的。我国对于动脉粥样硬化性心血管疾病发病风险的预测研究发现，平时有喝茶习惯的人（每周喝茶 ≥ 3 次，每个月消耗茶叶在 50g 以上），心脑血管疾病的发生率比不喝茶的人更低。同时我国的慢性病前瞻性研究也发现，长期饮用绿茶的人，冠心病、脑梗死发生率更低。除此之外，我国的东风－同济队列研究也发现，绿茶能够降低冠心病发病风险，同时改善血脂和尿酸水平。这些可能和茶叶中含有多酚等抗氧化物质有关。

（2）喝咖啡健康吗

关于喝咖啡是不是健康，这方面比较新的研究是 2019 年 6 月在欧洲高血压年会上公布的一项大型研究。这项研究纳入 20 万人，历时 5 年以上，最终发现对于健康人群来说，每天喝 1 ~ 3 杯咖啡（150mL/ 杯），并不会增加发生高血压的概率，也不会增加将来发生心脏病的概率。

同样是在这届高血压年会上，还有一项关于高血压患者喝咖啡是否健康的研究。这项医学研究历时 6 年，纳入了 1107 名高血压患者，最终发现，高血压患者每天喝咖啡会增加对高血压病情控制的难度，而且咖啡喝得越多，对血压的控制越不利，这不排除是因为咖啡因具有升高血压的作用。所以，对于很多高血压患者，尤其是高血压病情波动没有得到控制的患者，应该尽量少喝咖啡。

喝咖啡最好每天不超过 4 杯，同时喝咖啡的时间最好和进餐时间间隔半小时以上，以免影响对食物中钙、铁、维生素 B_6 的吸收。

（3）茶和咖啡能降低血脂吗

茶和咖啡其实都含有咖啡因，而这种咖啡因是否可以降低血脂，仍然没有明确的答案。近期，一些欧美研究对这个问题有了一些新的发现。近期发表在《自然沟通》（*Nature Communications*）上的一项来自加拿大的研究就发现，含有咖啡因的饮料喝入体内之后，会触发一种能降低血液中低密度脂蛋白胆固醇的级联效应，进而可以达到降低心脑血管疾病发生率的效果。

这项研究发现，咖啡因及其衍生物能阻止人体内一个名为SREBP2 的胆固醇调节元件结合蛋白被激活，而这种蛋白质可以增加肝脏 PCSK9 的表达。爱看张大夫科普文章的朋友都知道，PCSK9表达太多的话，人体内的肝脏就会合成更多的低密度脂蛋白胆固醇。而抑制 PCSK9 的表达，就可以让低密度脂蛋白胆固醇降低。这一点上，我们有一个注射降脂药叫 PCSK9 抑制剂，它就是这样发挥作用的。而含有咖啡因的饮料可能会有降低血脂的作用，也是通过抑制 PCSK9 来实现的。这可能也是很多人认为喝茶和咖啡可以降低血脂的原因吧。

这里要特别注意，我们前面提到的茶和咖啡，并不是加全脂牛奶的那种。茶或者咖啡加入了全脂牛奶后，就会变成奶茶或者拿铁，虽然味道会变好，但降血脂的作用就会被牛奶中的脂肪中和，甚至全部抵消。

8. 无糖饮料

近年来，随着大众健康意识的觉醒，人们越来越意识到喝饮料引发的巨大健康问题。很多医学研究，尤其是很多基于队列和随机对照的荟萃分析都显示，喝含糖饮料过多会增加高脂血症、高尿酸血脂、肥胖、糖尿病与心脑血管疾病（脑卒中、急性心肌梗死）的发生率。

因此，很多人开始尽力让自己和家人少喝含糖饮料。这也是无糖饮料崛起的原因。我身边也有很多人开始喝无糖饮料。

绝大多数无糖饮料使用的甜味剂，既具有甜味，又没有热量，看似挺健康，实则不然。近年来很多医学研究，甚至一些大型医学研究，比如说美国女性健康行动研究，都发现无糖饮料的危害一点也不小，常喝无糖饮料仍然会增加发生脑卒中、冠心病、阿尔茨海默病及总死亡风险。这两年，我国喝含糖饮料的趋势有所下降，但是喝无糖饮料的趋势却在上升。在此，建议大家不喝或少喝含糖饮料和无糖饮料。

那么，喝什么饮料比较健康呢？对成年人来说，喝茶是一种比较健康的行为，我国的权威指南也指出，成年人每个月喝50g茶叶是一种健康的行为，这个咱们前面已经讲过了。同时特别指出，对于未成年人来说，平时喝白开水也是健康的饮水习惯。

9. 8 类最毁血管的食物

根据以上对饮食和血脂以及心血管疾病关系的介绍，下面就我们常吃的、对血管非常不好的食物做一个总结，希望大家能够提高警惕。

（1）加工类肉食

很多人爱吃加工类肉食，比如说香肠、火腿肠、午餐肉、培根等食物，这些食物一般都含有更多的盐、糖和脂肪。现代医学中很多研究已经证实，这类食物吃多了对健康非常不好，会增加心脑血管疾病发生率。但是，很多人并不知道这类食物对于健康的危害，所以平时吃得比较多，在此，奉劝大家，这类食物一定要少吃。

（2）无糖饮料

在现在越来越多的人意识到含糖饮料会带来巨大危害的情况下，无糖饮料应运而生。一时间，无糖饮料是更加健康的饮料这个概念便深入人心。但是，近年来越来越多的研究发现，无糖饮料其实也会增加心脑血管疾病的发生率。比如美国女性健康行动研究就发现，长期过多饮用无糖饮料，会导致冠心病、脑卒中发生率的增高。

（3）反式脂肪酸

现实生活中还有一类特别不健康的食物，就是含有反式脂肪酸的食物，吃多了容易导致心脑血管疾病。我们前面提到过，这类食物的危害不但大，还很隐蔽。糕点、饼干、其他的一些小零食、冰激凌等都是富含反式脂肪酸的食物，很多人注意不到，所以会吃不少。其实，发现这些富含反式脂肪酸的食物也不是很难，大家看一下配料表，只要含有氢化植物油、人工黄油、植脂末、起酥油等成分的，就是富含反式脂肪酸的食物，大家一定要少吃，最好是不吃。

（4）高盐食物

盐吃多了容易发生高血压，有很多食物，比如说调料、某些零食、加工类食物等，含盐量很高，平时要少吃，以免不经意间摄入过多的食盐，进而提高发生高血压以及各种心脑血管疾病的概率。

（5）高脂饮食

这里说的高脂饮食，主要说的是脂肪含量高的食物，尤其是饱和脂肪酸含量高的食物。说白了，就是油大的食物，比如油条、火锅、肥肉等，这些食物吃多了会使甘油三酯迅速升高，长期吃还会使胆固醇升高，因为饱和脂肪酸是形成胆固醇的底料。

（6）高胆固醇饮食

因为高胆固醇饮食会增加心脑血管疾病发生率，所以要减少高胆固醇饮食这个说法，曾经在美国膳食指南中出现，但是后来美国膳食指南又把它删除了，就好像高胆固醇饮食并不会增加健康风险一样。这与很多临床医生的临床经验相悖。在 2020 年，中国权威专家顾东风院士牵头制定的国人健康生活方式指南也提到，对高胆固醇血症和心脑血管疾病高危人群来说，尽量每天把饮食中的胆固醇摄入量控制在 300mg 以内，大约也就是一个鸡蛋黄的胆固醇量，这样对预防心脑血管疾病有好处。

（7）高糖饮食

长期的高糖饮食对健康的危害是很大的。大家平时最能感受到的就是高糖饮食会导致糖尿病的发生和发展，同时血糖升高会危害心脑血管健康。其实，很多人不知道的是，高糖饮食还会使血脂升高。这是因为吃进去的糖会逐步转化成甘油三酯，而甘油三酯又会进一步损伤心脑血管健康。所以说，长期高糖饮食百害而无一利，大家平时一定要减少高糖食物的摄入。

（8）高嘌呤饮食

现在很多人都会有尿酸升高的问题，而尿酸升高背后的原因是我们的生活方式发生了巨大的转变。而诸多转变中，饮食的变化尤其是高嘌呤饮食是导致尿酸升高的重要原因之一。高嘌呤饮食会导致尿酸明显升高，长期的高嘌呤饮食还会导致痛风。所以说，大家平时要注意减少动物内脏、海鲜、啤酒等高嘌呤食物的摄入。

希望上面的介绍能够帮助大家避开这些日常饮食中的陷阱，让自己活得更健康。

五、一日三餐吃好了也能降血脂

1. 吃好早餐，能降血脂

血脂高的人，很多都是早餐吃不好的人。

讲这部分内容，我想从我老家的饮食习惯说起。我的老家在一望无际的华北大平原上。在以前生产力低下的年代，人们想吃点肉很不容易，所以动物的任何部位都不能丢掉，会想着办法把动物的内脏烹饪吃掉。

老家有一道名小吃，就叫"羊肠子汤"。羊肠子汤是用羊的小肠灌血煮的汤，这种汤里面除了灌血的小肠，还汇聚了羊的其他消化系统和生殖系统，其中生殖系统的售卖价格更加昂贵，尤其是雄羊的生殖系统，一般都是最贵的。当地人非常爱喝这种汤，尤其是作为早餐，人们更是趋之若鹜。早在 20 世纪 90 年代，老家的一些人经济条件改善后，就几乎天天早饭就吃这种食物。当时人们觉得很幸福，天天吃美食很开心。可是好景不长，到了 20 世纪的第一个十年里，这波人里面的很多人就患上了严重的心脑血管疾病，有的人年纪轻轻就患了脑梗死，有的人得了严重的冠心病，甚至是急性心肌梗死、猝死，以至于市里三家主要大医院的心脑血管科人满为患，患者忙着去医院看病，健康的人忙着去医院看望患者，这甚至成了当地的一种常态。其实这背后的始作俑者很大程度上是经济大发展后人们养成的不健康的饮食习惯，而这道名小吃"羊肠子汤"起到了至关重要的作用。

除了知名小吃"羊肠子汤"，我的老家还有其他的一些小吃，比如说"羊杂汤""牛杂汤""火锅鸡"等，这些小吃每一种都是高饱和脂肪酸、高胆固醇、高盐食物。这些食物适量吃点解解馋没啥问题，但是长期大量吃就不健康了。

其实，不只有我的家乡有不健康的饮食习惯。比如说南方某些地区会有喝早酒的习惯，这就非常不健康，绝对会增加心脑血管疾病发生率。

还有很多地区的地方名吃也是类似情况，也都需要大家平时注意。

2. 吃好午餐，能降血脂

即使是高脂血症患者，午餐也要好好吃，而且要注意补充各种营养，比如说肉类、蔬菜水果等。一般说来，午餐的主食摄入量应该控制在 2 ~ 3 两，下午体力活动量比较大的可以适度多吃一些主食。蔬菜 6 两，富含蛋白质的肉类 1 ~ 1 两半，有条件的再搭配 1 两左右的豆制品和适量的水果。

午餐也会成为油脂摄入比较多的一顿饭，对于很多吃食堂、外卖的高脂血症患者来说，要特别注意少吃高脂食物。如果可以对午餐进行选择，大家尽量选择油脂含量不太高的食物，这样做有利于脂肪和胆固醇摄入量的控制。长期对午餐中脂肪和胆固醇摄入量进行控制，血脂就会逐渐降低。

午餐是食物可以比较多样化的一餐，是可以适度多吃一点的一餐，大家爱吃的一些食物，也可以考虑尽量在午餐期间食用。

3. 吃好晚餐，能降血脂

好多人血脂高了，就想通过不吃晚餐的方式来降低血脂。那么，这样做对吗？晚餐到底还吃不吃？晚餐几点吃更好？吃点什么合适?

（1）晚餐吃不吃

很多人存在体重超标的问题，为了降低体重，于是就不吃晚餐了。但是，越来越多的医学研究发现，如果只是一味地通过不吃晚餐来控制体重，这对身体的不利影响非常明显。

吃晚餐也是人类长期进化的结果，如果突然不吃晚餐，可能带来更多的消化道问题、免疫系统问题，甚至更加容易发胖。一日三餐能量分配的推荐量是 30%、40%、30%。这么看，晚餐还是要吃的，这既是人类进化的结果，又是人类保持健康的需要。

（2）晚餐几点吃

晚餐的确需要吃，但是几点吃也是大学问。最近日本学者做了一些相关研究，最终发现，晚上 6 点吃晚餐比晚上 9 点进餐更健康，尤其是对血糖、血脂、血压的影响较小。这背后的原因很多，主要原因可能还是食物进入胃肠道之后，大约需要 4 小时才能从胃里面消化排空，因为夜间能量消耗量相对较少，加上现代人一般都是在 10 ~ 11 点入睡，所以晚餐吃得太晚的话，没等消化完就睡，可能让更多能量蓄积在身上，也就更加容易导致血脂升高。因此，要想胃部排空后再入睡，就需要在晚上 6 ~ 7 点进餐。

（3）晚餐吃什么

对于绝大多数人来说，晚上活动量减少，多数时间处于休息状态，所以要特别注意能量摄入少一点，吃得健康一点。比如说多吃一些粗粮、薯类食物、蔬菜水果，还可以适量摄入蛋白质，比如吃一些奶制品或者坚果类食物，尽量减少食用油炸食物、甜食等高热量食物。

总而言之，晚餐不能不吃，但要想健康，注意别吃得太晚，早一点吃，同时别吃太油腻，要相对清淡，且尽量少吃一点。这会让我们远离高脂血症以及其他一些慢性疾病。

4. 如何吃主食才能更加健康

因为生活方式的巨大改变，国人精细粮食吃得多了，肉类食物吃得多了，谷薯类食物摄入量却在减少。这导致人们摄入的维生素、矿物质和膳食纤维在减少。因此，如何增加谷薯类食物的摄入量就成了一个重要的问题。

上面提到的针对国人生活方式的最新指南就建议大家，可以在主食总能量达标的前提下，适当减少精细食物的摄入量，同时增加谷薯类食物的摄入量，建议一般成年人每天摄入谷薯类250～400g（半斤～八两），其中全谷类食物，比如说燕麦、玉米等粗粮，每天可以吃50～150g（1～3两），薯类每天50～100g（1～2两）。

同时这份指南还特别提出，平时做主食尽量"粗细搭配"，比如说可以搭配使用大米与糙米、杂粮（小米、玉米和燕麦等）及杂豆（红小豆、绿豆和芸豆等）做主食，这样可以增加全谷类食物的摄入。

　　这一章，我们详细地说了在日常生活中，想要控制好血脂，应该如何改善自己的饮食，甚至具体到每种食物的摄入量。但是，医学和营养学在不断进步，在本书出版之后，还会有很多新的观点和认识浮现出来，大家留心关注张之瀛大夫在各大自媒体平台上的文章就可以了。

　　希望大家都能吃好、喝好，健健康康。

第 4 章

生活方式与血脂

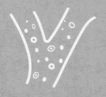

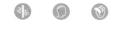

一、科学运动降血脂

　　说到降血脂这个话题，大家脑海里首先浮现的除了控制饮食，就是要好好做运动了。没错，适度的运动对人们的身体非常有好处，但过度运动却会对身体造成损伤。我曾经有位患者，查出了高脂血症后，就固执地想要靠运动降血脂。可能是因为刚开始效果不错，再次化验血脂指标有好转，就引发了他对运动的巨大热情，于是他每天要做好几个小时的有氧运动、无氧运动，结果运动过量，肌肉疲劳，后期发生了肌肉和骨骼的损伤，需要卧床休息三个月。卧床休息的三个月里，他的血脂大幅度反弹，升高得比原来还厉害，这实在太令人遗憾了。这就不得不提如何科学运动、适度运动，才既能降低血脂，又不损伤身体。下面我来给大家讲解这些内容。

1. 运动时间和运动强度

如果你是一个高脂血症患者，同时没有急性心肌梗死、心力衰竭等会影响运动的严重疾病，那么我建议你可以考虑采纳美国心脏病协会给出的建议。

运动方式	运动节奏	周运动时长
至少 30 分钟的中等强度运动	每周至少 5 天	150 分钟
至少 25 分钟的高强度运动	每周至少 3 天	75 分钟

针对如何区分不同强度的体育锻炼的问题，附说明如下。

中等强度运动的例子：

· 快走（5 千米 / 时或更快，但不是跑步）

· 水中有氧运动（蛙泳）

· 骑自行车（慢于 16 千米 / 时）

· 网球（双打，强度较低）

· 跳广场舞

· 一般园艺

高强度运动的例子：

· 跑步

· 游泳（自由泳）

· 网球（单打）

· 有氧跳舞

· 骑自行车（快于 16 千米 / 时）

· 跳绳

· 重型园艺（连续挖掘或使用锄头连续工作）

· 徒步登山或重体力活动

参照以上例子，大家就可以根据自己的身体情况，来大致确定自己要进行哪种运动了。

但除了以上这些运动，如何判断其他运动的强度呢？比如有人问，瑜伽或者打太极拳属于什么运动强度呢？这正是我们下面要说的，如何通过心率来判断运动强度。

2. 怎样通过心率来判断运动强度

通过心率来判断运动强度的方法大致可以分为 4 种：目标心率法、无氧阈法、心率储备法、峰值心率法。

其中无氧阈法需要心肺运动试验监测，很多地区不具备这样的条件。目标心率法过于简单，不够准确。心率储备法不适合很多正在服药的心血管疾病患者。而峰值心率法是可以介绍给大家的比较好的方法。下面我来详细说一说这种方法。

我们先通过公式算出每个人的具体最大心率：

220 – 年龄 = 最大心率

比如说一个 50 岁的人最大心率就是 220-50=170 次。

◆中强度运动的目标心率

最大心率 ×50% ~ 70%= 中强度目标心率

举个例子，一个 50 岁的人中强度运动的目标心率为 170×（50% ~ 70%）=85 ~ 119 次。当他运动时，心率在 85 ~ 119 次这个范围以内的话，就可以把他现在进行的运动定义为中强度运动。

◆高强度运动的目标心率

最大心率 ×70% ~ 85%= 高强度运动的目标心率

一个 50 岁的人，高强度运动的目标心率为 170×（70% ~ 85%）≈ 120 ~ 145 次。当他运动时，心率在 120 ~ 145 次这个范围以内的话，就可以把他现在进行的运动定义为高强度运动。

3. 过度运动并不好

适度运动对我们的身体有好处，但过度运动不仅不会带来好处，甚至可能对我们的身体造成损害，就像我一开始给大家介绍的那个案例，就是适度运动的反面教材。

先从运动员这个群体说起。对于运动员来说，他们日常的锻炼强度远远高于普通人。国外的很多研究，通过对马拉松运动员、铁人三项运动员和自行车运动员进行观察，发现更大的运动量很可能让肌酸激酶这种能反映肌肉损伤的酶升高，同时过度运动还可能对心脏有伤害。这些研究列出的副作用包括心肌肥厚、心肌纤维化、心律失常、肌钙蛋白升高、冠脉钙化发生率升高。对于某些运动员来说，大量运动后会出现肌钙蛋白升高，而后一般在72小时内恢复正常，同时没有任何心肌缺血的表现，这种情况一般被认为是生理现象，而非病理现象。这种现象可能是运动时细胞膜通透性增加所致，并不一定会被严格定义为心肌细胞损伤。

对于一些有心脏病遗传倾向的人来说，尤其是具有心肌细胞桥粒蛋白遗传缺陷的人，要避免运动量过大。因为有研究显示，这一人群可能会因过大的运动量而过早死亡。

现在很多人发现自己血脂高了后，第一反应就是加强运动，甚至是过度运动，从而出现运动伤害。就像我们前面提到的那位患者一样，长期的过度运动会给身体造成不可逆的损害。所以，还是要特别提醒大家，坚持适度运动，不要过度运动。若血脂实在不能通过运动降下来，就在医生的指导下进行正规治疗，而不能以过度运动对身体造成伤害为代价。

二、打呼噜，慢性病之源

打呼噜在医学上被称为"阻塞性睡眠呼吸暂停综合征"。平时打呼噜比较严重的人，会表现为晚上打呼噜打得震天响，甚至会影响家人休息，而白天却昏昏欲睡，缺乏精神。可能有人会问，血脂高和打呼噜有什么关系呢？大家可能还不知道，打呼噜是一种疾病的同时，还很可能成为很多慢性疾病的源头，比如说长期打呼噜会导致血压升高、冠心病等疾病，所以这些年打呼噜逐渐有了"慢性病之源"的名声。

打呼噜的人中，很多人存在血脂紊乱的问题。我的邻居老张，体形肥胖，经年累月地打呼噜，他的家人没少抱怨。后期他找我看病，我就建议他查查血脂，结果不查不知道，一查吓一跳，他的血脂全线飘红，都是向上的箭头，甘油三酯和胆固醇指标都很高。世界上不少医学研究都显示，打呼噜会导致高血压、房颤、冠心病、高脂血症、心力衰竭、脑梗死等疾病发生率的升高。

权威数据表明：50% 打呼噜的人最终会发展成高血压患者，而30% 的高血压患者会打呼噜。在所有急性心肌梗死患者中，有打呼噜现象的占 48.8%，房颤患者中 74% 的人存在打呼噜的问题。可见，打呼噜和很多慢性疾病存在明显的相关性。

说到这里，很多有打呼噜习惯的人会问，那应该如何治疗打呼噜呢？

首先，我建议大家做一个检查，这个检查叫"睡眠呼吸监测"。通过这个检查，大家能够明确晚上打呼噜的严重程度到底是轻度、中度，还是重度。对于一些晚上打呼噜不严重的患者，建议通过减肥、戒烟酒、侧卧位睡觉、避免白天过度劳累等方法改善夜间打呼噜的问题。而对于一些夜间打呼噜比较严重的情况，可以在专业医生的指导下采用无创正压通气等治疗方法，也就是老百姓常说的"戴呼吸机"等疗法。

经过有效治疗之后，那些曾经打呼噜很厉害的患者，血压、血脂、血糖都能得到明显的改善，尤其是血压，可能改善得比血脂和血糖更明显一点。

三、久坐，让血脂升高

现代人因为工作的原因，坐着的时间增多，活动量却减少了。这种生活习惯上的改变，对健康影响极为明显，尤其是容易让血脂升高。世界卫生组织在 2020 年 11 月发布的《2020 年世界卫生组织运动和久坐行为指南》，对儿童、青少年、成年人和老年人提供了有关身体活动和久坐行为最新的具体建议。那么在这里，我们也按照这种分类，谈谈对不同年龄段的人来说，久坐有哪些影响。

1. 儿童和青少年

或许有些人觉得，小孩子本来就坐不住，怎么还要注意久坐的问题？但别忘了，孩子们要上课，每堂课 45 分钟，都处于静坐状态，如果课间休息不注意活动，很容易形成连续的长时间久坐。有些孩子小小年纪就有小肚子，就是腹部脂肪堆积过多造成了"腹型肥胖"。脂肪堆积多了，血脂也就容易升高。

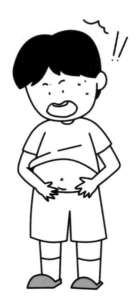

儿童和青少年腹部型肥胖，容易导致血脂升高

　　进一步讲，如果小时候就养成了久坐的习惯，成年后就更不愿意运动了，经年累月，很容易出现肥胖和血脂高等健康问题。所以，避免久坐这件事，要从娃娃抓起。

　　医学研究发现，对 5～17 岁的儿童和青少年来说，每天进行 60 分钟的中高强度运动，对健康是有利的。同时也指出，与中等强度运动相比，高强度运动可能对身体健康更加有利，尤其是增强骨骼和肌肉的体育锻炼。但是广大的家长朋友也要注意，使用循序渐进的运动方式有助于减少运动伤害的发生。

　　现在国家教育部门已经开始执行"双减"政策，儿童及青少年体育运动的时间增多了，坐着上网课、上学习班的时间减少了，这是一件大好事，尤其是对于儿童来说更是很重要的一件事。在此，也希望广大家长尽量让孩子多运动一下，减少久坐的机会，这样才能有一个更好的身体。

2. 成年人

　　更加高级别的医学证据表明，对于 18～64 岁的成年人来说，减少久坐，适度多运动，的确能够减少高血压、糖尿病和心脑血管疾病的发生率，而且不受运动强度的限制。说白了，只要动起来就比坐着强。世界卫生组织的这份指南还指出，久坐除了会增加高血压、高脂血症、糖尿病、心脑血管疾病等慢性病的发生率，还会增加结肠癌、乳腺癌、膀胱癌、子宫内膜癌、食管癌、胃癌、肾癌、阿尔茨海默病等疾病的发生率。所以对于成年人来说，只要能够减少久坐，多站起来运动一下，就能降低不少疾病的发生率。

特别说一下，现在长期坐办公室的人比较多，而对在办公室工作的人来说，久坐很难避免，忙起来时无暇顾及，等忙完了，一上午或者一下午就在久坐中过去了。那我建议，大家可以定个闹钟，45 分钟或者 1 小时响一次，闹钟响的时候就起来活动 5 分钟。这样绝对对身体有很大好处。

3. 老年人

较之普通成年人，减少久坐对老年人的重要性更加明显。有些老年人退休了，没有上班时那种固定的生活程序约束，就想着要好好休息放松一下，加上年龄大了运动能力下降，就在家长时间看电视、打麻将，半天都不挪一下，很快，身体就不大好了。

明明休息得多了，身体却反而不如那些退休后继续忙忙碌碌、一刻也不闲着的同龄人的好。这就是因为减少久坐，多做运动，有助于老年人的骨骼健康，可提高身体灵活性和心肺功能。

所以，老年人一定要尽量减少久坐、久卧，只要有运动能力，我建议尽量每天都保持一定的运动量。同时还要提醒老年人，运动要适度，注意避免过度运动带来的健康伤害。

4. 想要健康长寿，不做"沙发土豆"

（1）什么是"沙发土豆"

"沙发土豆"原指那些一到假期就蜷缩在沙发上长时间看电视的人。因为人缩在沙发里的时候，很像沙土里的一颗土豆，同时这类人看电视的时候喜欢吃零食，比如说薯片这类食物，所以就有了"沙发土豆"的称号。

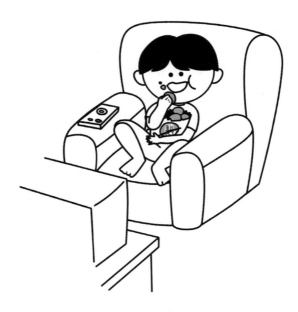

不要长时间蜷缩在沙发上不动

如今我们用这一称号来泛指长时间久坐的人，比如说平时长时间坐着开会、工作、写程序、看手机的人，都是新时代的"沙发土豆"。这么一说，连我自己也可能都是"沙发土豆"呢。

（2）"沙发土豆"有巨大的健康风险

做"沙发土豆"对我们的健康危害非常大。《欧洲预防心脏病杂志》发表的相关医学研究显示，这些"沙发土豆"血栓类疾病的发生率比那些没有久坐习惯的人高35％。这里提到的血栓类疾病包括动脉血栓类疾病和静脉血栓类疾病两大类。动脉血栓类疾病大家都很熟悉，比如说急性心肌梗死、脑梗死等；静脉血栓类疾病包括下肢深静脉血栓、肺栓塞等。

为什么"沙发土豆"容易患血栓类疾病呢？根据现在的医学研究，可能是因为这种生活方式容易让人体重增加，进而导致血压、血糖和血脂的升高，同时还会导致全身炎症反应，增加血小板聚集的发生率。所以对于广大"沙发土豆"来说，一定要注意改善生活方式。

（3）给"沙发土豆"的三点建议

①注意培养运动习惯

对于很多"沙发土豆"来说，他们躲不开长时间久坐的工作和生活方式，如果是这样，我建议"沙发土豆"们平时注意培养做运动的习惯。比如说坚持每天做半小时的中等强度运动，每周至少做5次，也就是一个星期做150分钟中等强度运动。如果你具有更强的运动能力，也可以考虑每周做75分钟的高强度运动。另外，现在有些办公室健身操之类的运动，方便在小空间利用碎片化时间进行，"沙发土豆"也可以尝试下。总之，大家记住一句话，只要是运动，就比坐着不动强，对于"沙发土豆"们更是这样。

②注意多站起来走走

平时在长时间久坐的时候，注意大概每 30 ～ 45 分钟起来走动一下，不要长时间坐着不动，否则会增加血栓类疾病的发生率，尤其是下肢静脉血栓这类疾病。

③注意少吃零食

对于"沙发土豆"来说，最后一点特别需要注意的就是一定要减少"吃零食"，尤其是坐在沙发上不断吃各种小零食这个习惯，一定要尽量戒除。因为零食本来就是在一日三餐之外摄入的食品。三餐满足人体所需的情况下，零食会给身体带来额外的负担，过多零食的摄入会使人的心脑血管疾病发生率升高。这一点大家一定不能忽视。

四、好好睡觉，有助于血脂控制

能吃能睡的人更容易长胖，一胖就容易血脂高，这是大家的普遍认知。

其实，好好睡觉是有助于减肥的，体重降低也会有助于血脂的控制。所以，改善睡眠，好好睡觉，间接有助于血脂的控制。下面张大夫就来说一说睡眠对于人体的重要性。

1. 最新研究

近期，来自美国芝加哥大学医学院的研究首次证明，现代人延长睡眠时间，有助于减轻体重。参加试验的受试者每天只多睡了 1.2 小时，就能减少 270kcal（千卡）/ 天的热量摄入，其他的什么都不做，两个星期就能平均减重 0.5kg。

负责这项研究的相关负责人特意指出："健康的睡眠时间，也是减肥的有效方式。"美国芝加哥大学的这项研究招募了 80 名受试者，他们的平均睡眠时间为 6.5 小时。受试者被分为两组，一组在研究人员的帮助下延长睡眠时间至 8.5 小时，另一组不变。结果让人吃惊：睡眠延长的这一组每天摄入的能量平均减少了 270kcal。在试验进行的 2 周内，睡眠延长组平均减重 0.5kg。

2. 背后机制

看了上面的最新研究结果，你可能会很惊讶，人的睡眠居然会与热量摄入有关？那么这种"睡得多，吃得少；睡得少，吃得多"的现象为什么会出现呢？

这项研究的负责人说，这很可能是因为睡眠少会刺激人体进食的相关激素，导致人体更加渴望摄入碳水化合物和垃圾食品；相反，睡觉时间延长、睡眠质量高，就不会有这么强的饥饿感，也就不会对垃圾食品产生更强的欲望。说得更通俗点，就是睡眠质量好、时间长，会让人不那么渴望吃更多令人发胖的食物，尤其是高糖和高脂的食物，所以人也就瘦了，血脂情况也会更好。

3. 每天睡多长时间合适

近年来，国际上一些比较有影响力的医学试验发现，每天睡眠时间在 6 ~ 9 小时的人更健康；睡眠不足 6 小时的人群，急性心肌梗死风险增加 20%；睡眠长于 9 小时的人，急性心肌梗死风险增加 34%。还有一项涉及 1 万人、历时 25 年的医学试验发现，睡眠在 6 小时以下的人群，后期发生阿尔茨海默病的概率增加 63%。

根据这些研究结果，我建议大家睡眠时间不能少于 6 小时，也最好别多于 9 小时，具体根据自身情况而定。

关于几点睡觉，来自英国埃克塞特大学的一项涉及 8 万人的大型队列研究最终发现，晚上 10 点到 11 点睡觉更健康，会减少心脑血管疾病发生率。

4. 如何尽快入睡

除了一些入睡严重困难的人需要找医生进行正规治疗，绝大多数人只需要在睡觉前做些小的改变就可以了，比如远离手机，或看一些熟悉的、不需要过度用脑的书就能安然入睡。这里特别提出的是，睡前看手机会刺激听觉、视觉，容易调动起兴奋的情绪，一旦兴奋起来，人也就不容易困了，睡不着觉的感觉也就随之而来。而且手机屏幕对眼睛伤害大，如果是躺在床上看手机，伤害可能会更大。所以，从这些角度讲，我们都应该改掉睡前玩手机的习惯。

　　总之，对现代人来说，睡眠时间缩短，睡得太晚，以及睡觉前看手机影响入睡，都是应该特别注意的问题。这些问题改善后，很多人的体重甚至都能跟着降低，血脂也能因此得到改善。

五、加班竟然能让血脂升高

　　《柳叶刀》指出：你每况愈下的身体健康，很可能和你不断加班工作有关。每周工作时长 55 小时以上的人，在 65 岁之前发生高血压、高脂血症、糖尿病、心脑血管疾病的风险会更高。

　　这项研究由芬兰职业健康研究所的詹尼·厄瓦斯蒂（Jenni Ervasti）教授带领的科研团队完成。该研究跨越 11 年，从 2009 年到 2020 年，调查了 59,599 名受试者，把这些受试者按照每周工作时间划分成 < 35 小时组、35 ~ 40 小时组、41 ~ 48 小时组、49 ~ 54 小时组，以及 ≥ 55 小时组。通过长时间的调查研究最终发现，≥ 55 小时这一组高血压、糖尿病、高脂血症以及严重心脑血管疾病的发生率最高。

我年轻时常常加班做手术，有时候一晚上做几台急性心肌梗死急诊手术，所以有一段时间就老是觉得心悸。后来做了一次 24 小时动态心电图，结果发现值夜班那一天就有 6000 个室性早搏。经过充分休息后，这些室性早搏就明显减少了。

在这个日新月异的快节奏时代，完全不加班是不可能的事情。那么如何平衡好加班和健康，对现代人来说是个难题。但是，张大夫还是要奉劝很多加班的人，不要拿长时间加班作为取得更大成绩的筹码，那些舍弃身心健康去赌一份事业的做法真的不值得提倡。

我曾经向很多人做过一份问卷调查："假如你有 100 分，要分成三部分分配给健康、家人、事业，你打算怎么分配？"最后结果显示，很多人愿意把 40 分给健康，40 分给家人，20 分给事业。这个问卷结果其实代表的是这三件事物在你心中的重要程度。其实，很多人会清晰地认识到健康和家人比事业更重要，但到了现实生活中，却会下意识将更多时间用在工作上，甚至为了获得更大的成就、赚更多的钱，主动进行"996""007"的工作方式。这对人生来说，其实多少有些本末倒置，毕竟每个人赚的钱最后不一定都是自己的，但努力争取到的健康一定是自己的。所以，我们还需要劳逸结合，更加重视自己的身体健康。

您说对吗？

六、吸烟，让血脂升高

说到吸烟，几乎所有人第一反应都是"吸烟最大的危害是伤害肺部"。没错，吸烟会导致肺癌等疾病的发生和发展。不仅如此，吸烟基本上会导致各个系统肿瘤的发生。除此之外，作为一个心血管医生，我主要给大家说一说吸烟对于血管的巨大危害。吸烟会使人体的血脂发生异常，这里提到的血脂异常既包括甘油三酯和低密度脂蛋白胆固醇等"坏血脂"的升高，也包括高密度脂蛋白胆固醇等"好血脂"的降低。这种血脂异常，会加速全身动脉系统出现粥样硬化性斑块。这种斑块一旦出现，就会导致各种严重的心脑血管疾病，比如心绞痛、急性心肌梗死、脑梗死、脑出血、肾动脉狭窄、外周动脉粥样硬化性疾病等。同时，吸烟男性如果生殖系统的动脉受损，会表现为性能力降低，比如说阳痿、早泄等。

同时需要指出的是，除了导致动脉血管内出现粥样斑块，吸烟还会促进血管内血栓的形成，这也是吸烟者特别容易发生急性心肌梗死的原因。另外，吸烟会导致全身各个脏器内皮功能紊乱、炎症反应加强、氧化应激加强、出现心肌能量代谢障碍等，最终导致各种疾病的发生和发展。而且，要专门提一句，吸二手烟的危害一点也不小，甚至比吸烟还大。所以想要自己健康，不要吸烟；想要家人健康，就更不要吸烟了。

总之，吸烟会导致人体的各个脏器受损，可以说百害而无一利。大家想要血脂好、身体好，就尽量远离烟草，不吸烟。当然，也尽量不要吸二手烟。

七、吸电子烟，让血脂升高

吸烟有害健康，所以不能吸烟，那吸电子烟可以吗？作为传统香烟的替代物，电子烟最开始打的就是"戒烟替代物""比吸传统香烟更健康"的噱头，令很多人误以为用吸电子烟代替吸烟更"健康"。可是，你知道吗，吸电子烟可能比吸普通香烟危害更大！

电子烟已经席卷全国，我在 2021 年去西藏日喀则义诊的时候发现，连这座全国海拔最高的城市，满大街都是售卖电子烟的摊位。那么，电子烟的危害是不是真的会比普通香烟小呢？

和大家想的相反，与传统香烟相比，电子烟的危害更大。最近美国有一项研究显示，与传统香烟相比，电子烟导致的脑血管疾病发生率增加 15%。这项研究还发现，与普通香烟相比，电子烟让烟民患上脑血管疾病的时间大幅度提前，吸普通香烟的人患脑血管疾病的中位年龄是 59 岁，而吸电子烟的人患脑血管疾病的中位年龄是 48 岁，提前了 11 年。

我国的《中国吸烟危害健康报告 2020》就指出，有充分的证据表明吸电子烟对身体是有害的：电子烟中有太多对身体有害的物质，比如说甲醛、乙醛等。这些物质被吸入人体之后，很容易让人体内的血脂升高，进而使心脑血管疾病发生率升高。

在此特别提醒广大年轻人，电子烟危害大，不要尝试电子烟，也尽量不要把它作为一种戒烟工具。

八、饮酒，让血脂升高

我的老舅爱喝酒，他从 18 岁参加工作开始，几乎每天都要饮酒。我一直觉得他有酒瘾，属于酗酒范畴。我曾经多次规劝他戒酒，他总是戒两天，然后又开始肆无忌惮地喝。反反复复，实在是让人觉得无奈。因为总是饮酒的关系，我老舅的血脂一直比较高，无论是甘油三酯还是胆固醇都比较高。作为一名医生，我会尽力给他治疗，可是我总觉得他只要戒酒，很多问题就能迎刃而解。所以，降低我老舅血脂最好的办法就是戒酒。那么，喝酒为什么会升高人的血脂呢？下面我详细给大家说说。

喝酒会使我们身体里的甘油三酯和胆固醇都升高，但是酒精更加容易升高的还是甘油三酯这个血脂指标。

酒精导致甘油三酯升高的具体机制可以概括为 4 点：

◎ 酒精可以增加人体极低密度脂蛋白的分泌，间接升高甘油三酯；

◎ 酒精会损伤人体的脂解作用，导致甘油三酯降解障碍，直接推升甘油三酯；

◎ 酒精会让游离脂肪酸从脂肪组织大量涌入肝脏，进而直接推升甘油三酯；

◎ 喝酒会吃下酒菜，下酒菜多数是高脂高糖的食物，经肠道吸收直接升高甘油三酯。

大家如果还是不理解，那么就记住喝酒能使甘油三酯大幅度升高！高甘油三酯血症又会导致急性胰腺炎的发生，最终使人住进 ICU（重症监护病房）。

其实，常喝酒的人，除了甘油三酯，低密度脂蛋白胆固醇等"坏血脂"也会升高，这里面涉及很多因素，既有病理生理范畴的，也有饮食习惯方面的。而对于血脂健康来说，戒酒，滴酒不沾才是最好的。

但现实情况，尤其是国内的文化，往往让人身不由己。所以具体到每一个中国人，只要不是长期有酗酒的习惯，偶尔喝一次，尤其是适量少喝一点，尽量把酒精摄入量控制到一天不超过 15g，也就是普通度数白酒不超过 1 两，红酒不超过 2 两，啤酒不超过一瓶，应该说还是可以接受的。只要注意一点，偶尔可以，长期喝绝对不行。

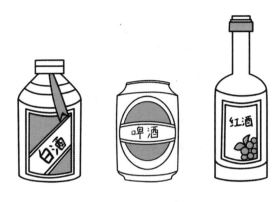

饮酒要适量，最好不喝酒

九、10 个好习惯让人健康长寿

在我们的印象里，很多长寿老人住在农村，喜欢围坐在村头的墙根底下，晒着太阳，聊着家长里短，再干干家务活。这些老人吃的是粗茶淡饭，身体却非常健康。这种印象说明，这种环境中生活着很多长寿老人。

说到长寿，其实这是一个十分复杂的过程，里面既有我们难以控制的遗传基因因素，又有我们能够控制的生活习惯因素。今天张大夫就给大家总结一下使人长寿的日常生活习惯，这些因素我们能够控制，就来详细说一说。

1. 晒太阳

中国人以白为美，尤其是女性。为了"白"，很多人一年都不会晒一次太阳，外出不是打伞，就是涂抹防晒霜，完全杜绝了和太阳接触的机会。但是，这背后有一个健康隐患，那就是缺钙，而缺钙会导致人体发生骨质疏松。对于 35 岁以后的人来说，不晒太阳的健康隐患更大，因为 35 岁以后人体钙质流失更加严重。所以，首先建议大家的就是要适度晒太阳，每天 30 ~ 60 分钟。因为晒太阳有助于我们的身体合成维生素 D_3，进而促进钙质吸收。晒太阳的时间段可以选择在上午 10 点以前和下午 3 点以后，同时注意晒太阳要适度，夏天注意避免中暑，冬天注意不要隔着玻璃晒太阳，因为那样会让晒太阳的效果大打折扣。

2. 少吃零食，适度吃坚果

现代人，无论男女老幼，其实每天都在有意无意地吃零食。而现在超市里的各种小零食，很多都含有反式脂肪酸和不健康的添加物，比如说更多的糖、盐、卡拉胶等。这些小零食吃多了，就会给人带来健康问题。所以，建议大家尽量少吃零食，实在想吃点小零食，可以考虑用坚果来代替。因为适量吃一些坚果，对健康是有益的。不过这里也提醒大家，坚果的确富含多不饱和脂肪酸，多不饱和脂肪酸对人体有益，但是也要适量，坚果摄入量最好控制在每天 20g 以内，因为很多时候吃过量的坚果，会导致甘油三酯升高。

3. 参与社会活动

现在年轻人中流行一个说法叫"宅"。

"宅"不仅代表一种状态，还代表一种生活态度，就是窝在一个地方不动。"宅男宅女"们在自己能够支配的时间内，尽量窝在家里，甚至窝在客厅沙发上、床上不动，这不但对健康不利，远离人群、远离社交也容易对精神健康造成一定影响。正如很多老年人退休以后生活相对封闭，慢慢地就会出现一些精神问题，"宅"这种年轻人主动型的生活封闭，对于精神健康也绝对是不利的。所以，对于很多"宅男宅女"与老年人来说，还是要尽量多参与社会活动，多和别人交流，进而能减少焦虑和抑郁的情绪产生，这对身心健康很重要。

4. 保持好奇心，多接触新鲜事物

对很多中老年人来说，随着年龄的增大，好奇心逐渐减弱，加上受限于年龄与社交群体，接触新鲜事物的机会变得很少，让我们的大脑加速老化。而要想改变这一切，最好的办法是保持好奇心，多多接触新鲜事物，多多学习，保持大脑活跃。举个例子说吧，对于很多老年人来说，学习智能手机的使用，绝对是一件很有好处的事。这些年欧美一些研究显示，老年人学习使用智能电子设备有助于预防阿尔茨海默病。使用智能手机的过程能够调动大脑活跃起来，从而预防大脑衰老。

其实，对老年人来说，还有很多值得去做的事情，比如说练练字、上个老年大学等。只要保持好奇心，不断学习新事物，就有助于老年人预防大脑衰老。

5. 多吃粗粮，多吃蔬菜水果

说到多吃粗粮和蔬菜水果，希望广大中老年朋友们一定要每天切切实实地做到，因为这些食物对健康非常有益。粗粮和蔬菜水果富含膳食纤维、维生素、矿物质、叶酸等很多人体必需的营养物质。

一般说来，粗粮就是谷薯类食物，这类食物每天摄入量控制在 250 ~ 400g，也就是半斤到八两就可以，其中全谷类和杂豆类 50 ~ 150g（1 ~ 3 两），薯类 50 ~ 100g（1 ~ 2 两）。将这些粗粮合理分配到三餐中就可以了。

蔬菜水果每天摄入量一般在 500g，也就是一斤左右。每天应摄入蔬菜 300 ~ 500g（6 两 ~ 1 斤），其中深颜色叶子的蔬菜应占一半；如果没有血糖问题，每天摄入的水果也应该在 200 ~ 350g（4 ~ 7 两）。同时注意，不要用果汁代替水果，蔬菜水果如果能生吃，尽量生吃。

6. 每周都要吃鱼

鱼肉中富含 ω-3 多不饱和脂肪酸，尤其是深海鱼含量更高，同时鱼肉还是一种优质的蛋白质来源。ω-3 多不饱和脂肪酸包含

EPA 和 DHA 两种物质，其中 EPA 有助于降低甘油三酯，DHA 有助于神经系统健康。所以说，鱼类食物对人体非常好，各大膳食指南都推荐要定期吃鱼。一般来说，现阶段健康生活方式和膳食指南推荐每周吃两次鱼，摄入量最好在 300g 以上（300 ~ 525g），也就是 6 两 ~ 1 斤的量。同时特别提醒，鱼的烹饪应尽量采用煮、蒸等方式，而少用油炸，这么吃更加健康。

7. 适度做家务

现代人把更多的家务交给了机器，比如洗衣服有洗衣机，扫地有扫地机器人等。但是，这些年来人们发现，适度做家务可能会让人更健康长寿。香港中文大学的相关研究就发现，适度做家务，在锻炼身体、降低血脂的同时，还能预防大脑衰老。这样看来，家务活还是要适度做，尤其是广大中老年人。

8. 少熬夜，睡午觉

熬夜对于健康的摧残已经是人尽皆知的事实，这些年在不同媒体上曝出来的中青年人猝死事件，其实很多时候就是熬夜导致的，所以希望大家尽量安排好作息时间，减少熬夜。同时，保持睡午觉的习惯，有助于减少心脑血管疾病和猝死的发生。美国哈佛大学公共卫生健康学院就曾经对 2.4 万名成年人做调查，发现睡午觉可以降低 40% 的心脑血管疾病和猝死发生率。但大家注意，午睡时间别太长，30 分钟以内就足够了，时间太长也不推荐。

9. 适度吃肉

想要健康，吃肉是必须的，不吃肉不等于健康。尤其是老年人，为了不让身体虚弱下去，一定要适量吃肉，尤其是富含蛋白质的瘦肉。吃肉的好处有很多，比如说为人体提供蛋白质、脂肪等多种营养物质，预防衰弱等。但是，要注意尽量吃瘦肉，还要注意适量，别吃多了。

现在更多的膳食和生活方式指南建议：每天肉类食物摄入量控制在 40 ~ 75g 左右，也就是 1 两到 1 两半的量。一周控制在 300 ~ 500g，也就是 6 两 ~ 1 斤的水平。鸡、鸭、鹅的肉脂肪和胆固醇含量低一点，所以会对血脂控制更好一些。而吃猪、牛、羊的肉也没问题，但最好是吃瘦的（因为肥肉容易影响血脂健康），且摄入量也不要过多。吃肉，重在必须吃，而且是适度吃。

10. 适度运动

20 世纪 90 年代流行一句话："生命在于运动。"其实，这句话并不完全正确。严谨地讲，生命在于适度运动，过度运动并不有利于健康，严重的时候还会有害。按照心脏病领域对于普通健康成年人的推荐意见，一般建议每周做中等强度有氧运动 150 分钟。也就是说，如果你的运动量不太大，每周需要运动 5 次，每次 30 分钟就可以。而高强度运动每周只需要做 75 分钟就可以了。也就是如果你的运动量比较大，出汗比较多，每周进行 3 次，每次 25

分钟就可以了。而对于广大心脑血管疾病及其他慢性病患者来说，如何运动最好咨询专业医生。想要通过专业的设备来了解适合自己的运动强度，也是在专业医生指导下进行更保险。

　　其实除了这 10 条，还有一些大家也要重视，比如说戒烟、戒酒、保持心理健康等。希望这些健康知识能够让大家更加有效地控制好血脂，同时也让自己更加健康长寿。

第5章

治疗篇——
高脂血症如何治疗

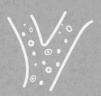

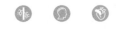

一、甘油三酯升高，如何正确处理

1. 不同血脂水平有不同治疗方案

前段时间，表哥拿着体检单来找我，说他的甘油三酯指标有点高，想让我开点药。

不同的人看到甘油三酯高时有不同的反应。有些人想通过饮食运动来降低，有些人就像我表哥这样，想通过吃药来调节。但是，严谨讲，甘油三酯如何治疗，要根据患者甘油三酯升高的具体程度来决定，看看下一步如何干预。

这里就要提到对甘油三酯升高的不同治疗方案了。下面我来详细讲解一下。

根据患者血脂化验单上甘油三酯升高的不同情况，其治疗方案是不同的：

轻度升高：甘油三酯在 1.7 ~ 2.3mmol/L，多数情况下，这类患者只需要改善生活方式就能让甘油三酯得到改善，并不需要服用降脂药物。

这里说的改善生活方式指的是低脂饮食、低糖饮食、戒酒、控制体重、控制血糖、适度体育锻炼等。这些生活方式的改善都能让甘油三酯有一个明显的降低。

中度升高：甘油三酯在 2.3 ~ 5.6mmol/L，这类患者主要是将来发生心脑血管疾病的风险较高，这些人可以先改善生活方式，如果改善生活方式之后，仍降不下来，一般可以考虑使用他汀类降脂药，让低密度脂蛋白胆固醇降到标准范围，以此来降低心脑血管疾病发生率。

重度升高：甘油三酯 ≥ 5.6mmol/L，这类患者的主要风险不再是发生心脑血管疾病，而是急性胰腺炎，所以最好是在医生指导下使用非诺贝特这类贝特类降脂药，尽快让甘油三酯降下来，进而减少急性胰腺炎的发生率。以非诺贝特为代表的贝特类降脂药能够有效降低甘油三酯，对于很多重度甘油三酯升高的人来说是首选降甘油三酯药物。

同时得注意，大剂量口服某些药物也会让甘油三酯有所升高，比如说大剂量口服 β 受体阻滞剂或者利尿剂等，可能会影响到血脂水平。如果是因为药物对甘油三酯的影响而让甘油三酯升高，可以在专业医生的指导下进行药物的调整。除此之外，一些疾病也会造成甘油三酯升高，比如说糖尿病、甲状腺功能减退等，这时候最重要的是尽早治疗好原发疾病。

总而言之，不同人在降低甘油三酯的过程中会面对不同的情况，患者自身有时候很难把握好如何治疗，所以还是需要在专业医生的指导下进行专业治疗。

2. 鱼油

所谓"鱼油"，其实很多时候指的就是 ω-3 多不饱和脂肪酸。某些医用级别的"鱼油"对于一些高甘油三酯血症患者还是能够辅助降低甘油三酯的。但是需要特别指出的是，现在国内外很多打着 ω-3 多不饱和脂肪酸旗号的鱼油制剂中，很多还是保健品级别，降低甘油三酯的效果并不明确，这也是为什么鱼油制剂一度被欧美医学界剔除到医学治疗的领域之外。但是，这一切随着一个新药的到来而改变，它就是"以 EPA 为主要成分的医用级别高纯度的二十碳五烯酸制剂"。

以 EPA 为主要成分的医用级别高纯度的二十碳五烯酸制剂正在中国大陆地区逐步上市。这种以 EPA 为主要成分的高纯度的二十碳五烯酸制剂，英文简称"IPE"。这种老百姓嘴里的"高纯度鱼油"其实不是鱼油，而是从鱼油中提取 EPA 制成的。它早就通过美国食品药品监督管理局（FDA）审批，已经在很多国家上市。它可以用于确诊心血管疾病或糖尿病伴大于等于 2 种其他心血管疾病危险因素，合并甘油三酯升高的成年患者，使用后可以进一步预防心血管事件和降低心血管事件发生率。这里提到的心血管事件包括心血管死亡、急性心肌梗死、脑卒中、冠状动脉血运重建和不稳定型心绞痛需住院治疗的风险。

二、胆固醇异常，应该如何治疗

"张大夫，我的总胆固醇高了，你看怎么治疗一下呢？"患者陈先生 40 岁出头，今年体检查出胆固醇高，就立刻拿着化验单来问我。我仔细看了他的化验单，尤其是对他的低密度脂蛋白胆固醇进行仔细研判，然后对症处理。

说到胆固醇异常的治疗，如果把着重点放到总胆固醇上，那就太笼统了，会找不到发力点。临床上，对于胆固醇的干预和治疗更多的是着眼于对低密度脂蛋白胆固醇的控制，同时，如果出现高密度脂蛋白胆固醇偏低的情况，可能还要想办法提升一下高密度脂蛋白胆固醇。

1. 如何才能把低密度脂蛋白胆固醇降下来

（1）注意改善生活方式

比如说均衡膳食、增加运动、控制好体重、戒烟戒酒、保持心理健康。在均衡膳食方面，建议适度多吃新鲜蔬菜水果、全麦谷物、豆制品、植物油和健康蛋白质来源，包括低脂乳制品、低脂禽类肉、鱼、海鲜与坚果。同时要少吃高胆固醇食物、甜食、含糖饮料和猪牛羊等红肉。

（2）使用降血脂药物

首先使用的药物一定是他汀类降脂药。对咱们中国人来说，一般都是建议口服中等强度的他汀类降脂药。何谓中等强度的他汀？简单说就是可以让低密度脂蛋白胆固醇降低25%～50%的药物剂量。

如果患者口服中等强度他汀类物4～6周之后，血脂达标了，尤其是低密度脂蛋白胆固醇水平达标了，那就算大功告成了。如果4～6星期后，低密度脂蛋白胆固醇还没有达标，可以在原有的他汀类药物治疗方案基础上加用依折麦布、海博麦布这类胆固醇吸收抑制剂。依折麦布一般临床上使用比较多，它的推荐使用剂量是每天吃10 mg（1片），与他汀联合使用，一个减少胆固醇的合成，一个减少胆固醇的吸收，二者可以产生良好的协同作用。联合治疗可以让低密度脂蛋白胆固醇进一步降低20%左右，同时不增加他汀类降脂药副作用的发生率。

如果他汀类药物加依折麦布的治疗方案仍不能让低密度脂蛋白胆固醇达标，可以考虑使用大名鼎鼎的PCSK9抑制剂，也就是那种半个月注射一次的"降血脂针"。PCSK9抑制剂可以让低密度脂蛋白胆固醇在他汀类降脂药的作用基础上进一步降低。基本上PCSK9抑制剂一出手，大多数人的低密度脂蛋白胆固醇都能达标，少数人可能还存在一些这样那样的问题，那就另当别论了。

由于吃他汀类药物而出现肌肉损伤或者肝功能受损严重的患

者，也可以考虑使用 PCSK9 抑制剂（依洛尤单抗、阿利西尤单抗）和胆固醇吸收抑制剂（依折麦布、海博麦布）这两大类降脂药来降低低密度脂蛋白胆固醇。

（3）家族性高胆固醇血症，一个被忽视的"隐形杀手"

这几年，大家在新闻上总是能看到很多人年纪轻轻就发生急性心肌梗死而猝死的新闻。有人说这都是年轻人生活方式不健康导致的，但是这背后有一个真正的"隐形杀手"被忽视了，它就是"家族性高胆固醇血症"。其实，很多年轻人患急性心肌梗死、脑梗死就是这种长期被忽视的遗传性血脂疾病导致的。下面我就给大家详细地讲一讲。

对于"家族性高胆固醇血症"这个病的诊断和治疗，要具体到每一个人制定出个体化诊疗方案，甚至可以说涉及精准医疗的范畴。而对这个病的早期有效筛查，有助于及早检出高危患者，避免因血脂异常升高而年纪轻轻就发生了心脑血管疾病，甚至因此丧命。

①什么是家族性高胆固醇血症

应该说，家族性高胆固醇血症是一种家族性常染色体显性遗传性疾病，临床上可以看到这类患者的低密度脂蛋白胆固醇明显升高，在未使用降脂药的情况下，常常接近或高于4.9mmol/L，很多患者年纪轻轻就因此患上了心脑血管疾病，尤其是冠心病。

②家族性高胆固醇血症有什么危害

家族性高胆固醇血症危害巨大，相关研究显示，有家族性高胆固醇血症的人发生冠心病的风险是普通人的 16 倍，而且在很年轻的时候，冠心病发生率就比较高。所以，如果家族里有 55 岁以前就患上心脑血管疾病的人，意味着有早发心脑血管疾病家族史，这时要特别注意是不是存在家族性高胆固醇血症的问题。

③如何诊断家族性高胆固醇血症

在我国，家族性高胆固醇血症存在普遍不能明确诊断的问题。这里面的原因有很多，比如医生对这个疾病认识不足、医院的诊断手段达不到、人们也没有这方面的健康意识等。而基因检测是诊断这个疾病的"金标准"。新一代基因测序（NGS）技术可全面检测这个疾病，但是这种技术还没有普及。同时，基因检测的结果仍有一定的缺陷，并不是绝对完美无缺的，这一点大家也要理解。

关于家族性高胆固醇血症的诊断，我国现有的执行标准是成人符合下列 3 项标准中的 2 项，就可以考虑诊断为家族性高胆固醇血症。

◎ 未治疗的情况下，患者血脂谱中低密度脂蛋白胆固醇的水平在 4.7mmol/L 以上；

◎ 临床上有黄色瘤，或者年纪轻轻就有脂性角膜弓；

◎ 一级直系亲属中有家族性高胆固醇血症患者或者有早发心血管疾病家族史，特别是早发冠心病家族史。

④　如何治疗家族性高胆固醇血症

◆　改善生活方式

所有高脂血症患者都需要改善自己不健康的生活方式，家族性高胆固醇血症患者也不例外。所以，建议家族性高胆固醇血症患者减少摄入高饱和脂肪酸、高胆固醇食物，同时注意戒烟酒、多运动、控制好体重。

◆　口服降脂药

这里提到的口服降脂药主要说的就是他汀类降脂药和依折麦布。因为家族性高胆固醇血症主要以低密度脂蛋白胆固醇升高为主，所以能够降低低密度脂蛋白胆固醇的降脂药就可以对其进行治疗。最常用的就是他汀类降脂药和依折麦布这两大类降脂药，而且时常是两个药联合使用。但是，对于很多家族性高胆固醇血症患者来说，只是口服这两种药物，治疗效果也有可能不太理想。

◆　脂蛋白血浆分离置换疗法

使用了以上方法治疗效果依然不佳的患者，还可以考虑在有条件的医院进行"脂蛋白血浆分离置换疗法"。这种疗法并不常见，也不是所有医院都具备这种治疗条件，它一定要在血脂专业医生的指导下进行，并且必须在高级别相关医院进行专业咨询后考虑使用的。

◆　注射用降脂药：PCSK9 抑制剂

随着科技的进步，这两年出现了注射降脂药，也就是医学上说的 "PCSK9 抑制剂"、老百姓说的 "降血脂针"。这种药可以被用来治疗家族性高胆固醇血症，治疗效果多数情况下应该会好于

口服降脂药，是可以考虑的治疗方案。尤其是最近半年打一针的
降血脂新药上市，也为我们降低低密度脂蛋白胆固醇增加了更有
力的武器。

这两年，网友们向我问得最多的问题就是关于"降血脂疫苗"
的问题。其实，根本就没有什么"降血脂疫苗"，有的不过是肌
肉注射的降脂药 PCSK9 抑制剂。而现阶段最受关注的 PCSK9 抑
制剂就是"小干扰 RNA 制剂"和"反义寡核苷酸制剂"两种。而
大家最关注的半年打一次的应该属于"小干扰 RNA 制剂"中的
一种。在 2023 年 10 月 14 号，它已经在中国大陆地区开出临床
使用的第一针，它的英文名称叫"Inclisiran"，中文名称是"英
克司兰"。

这种降脂药降血脂力度要强于他汀和依折麦布等常规降
脂药，它的作用机理就是影响人体内的"信使 RNA"，进而阻
断 DNA 基因序列表达，达到降血脂的目的。说到这里，很多
人不理解，我给大家打个比方：假如把 DNA 比作人体的司令
部，那 DNA 序列发出的命令可以形成人体的众多蛋白，包括可
以对血脂进行调节的某些活性蛋白。而当人体 DNA 有了异常，
包括父母遗传的基因异常和自己的基因突变时，某些活性蛋白
功能异常，也就让人体产生了病态。大家常常听说的家族性高
胆固醇血症，其实就是这样发生的。这个过程如何进行阻断？
这是人类科学和医学一直在思考的。还好，DNA 这个司令部
自己不亲自干活，它指导蛋白的形成需要一种叫"信使 RNA"

的家伙帮忙,这时候人类只要想办法对这种"信使 RNA"进行干预,就可以阻断人类的很多疾病发生过程。而大家一直期盼的半年打一次的降脂药,也就是这样来完成降血脂任务的。

Inclisiran 这种小干扰 RNA 制剂,之所以可以半年打一次,还是因为它的独有特性,所以很多嫌每天吃药麻烦的人和每天总是忘吃降脂药的人都可以优先考虑它,同时对于使用以上几种常规降脂药效果不好的高危人群,它也是可以优先考虑的选择。当然,这种新的降脂药物需要在专业医生评估下使用。

（4）低密度脂蛋白胆固醇是不是越低越好

心脑血管疾病已经是我国居民死亡的第一位病因。我国近 20 年来,无论是冠心病还是脑血管疾病,发生率都逐步上升。这其中血脂异常,尤其是低密度脂蛋白胆固醇升高起着很重要的作用。想要控制心脑血管疾病的发生,一定要注意控制低密度脂蛋白胆固醇的水平。

随着对血脂,尤其是对低密度脂蛋白胆固醇研究的深入,医学界发现,单纯从血脂的角度讲,低密度脂蛋白胆固醇水平越低,心脑血管疾病发生率越低。于是,在医学界,关于血脂尤其是关于低密度脂蛋白胆固醇,就有了"越低越好"的说法。说到这里,不得不说国际上关于血脂的两项大型试验,也就是 IMPROVE 研究和 Evolocumab 研究,这两项研究都得出低密度脂蛋白胆固醇越低,心脑血管疾病发生率越低的试验结果。因此,很多医生认为低密度脂蛋白胆固醇越低越好。

但是,这种"低密度脂蛋白胆固醇越低越好"的提法也受到了很多医生的质疑，主要原因有以下几点。

第一，过度降低血脂，使用过多的他汀，会导致出现更多与他汀相关的副作用，比如说转氨酶升高、肌酸激酶升高、血糖异常、肾脏损伤等。

第二，虽然大家一致认为是"坏血脂"的低密度脂蛋白胆固醇的确是形成动脉粥样硬化的基础物质，但也是人体必需的生命物质。胆固醇不仅是细胞膜结构的重要物质，也是合成胆汁酸、维生素 D 及类固醇激素的重要物质。从理论上讲，低密度脂蛋白胆固醇降得过低，比如说低于 0.7mmol/L 这个水平的时候，可能也会对人体健康产生不利影响。

第三，也有些研究显示，血脂低到一定程度，比如低密度脂蛋白胆固醇降低至 0.7mmol/L 以下甚至更低时，并不能看到对心血管会有更多益处，甚至可能会产生其他的健康问题。

客观地讲，低密度脂蛋白胆固醇只是形成动脉粥样硬化的因素之一。而促使心脑血管疾病发生和发展的原因有多种，比如血压异常、血糖异常、炎症等各种因素。同时，其他的血脂指标异常也可能导致心脑血管疾病的发生和发展，比如说极低密度脂蛋白、脂蛋白（a）、甘油三酯异常等。所以，大家想要避免发生心脑血管疾病，还要特别注意控制血糖、血压等一系列危险因素，不能把目光只放在低密度脂蛋白胆固醇上，更不能钻牛角尖，认为低密度脂蛋白胆固醇越低越好。只要是根据你自己的情况评估低密度脂蛋白胆固醇达标了，就算控制得非常好了。

2. 如何提升高密度脂蛋白胆固醇

前面给大家介绍血脂知识的章节曾提到过，甘油三酯升高、小而密的低密度脂蛋白升高、高密度脂蛋白降低的血脂表现，被称作"致动脉粥样硬化性血脂谱"。对于高密度脂蛋白胆固醇来说，在一定范围内，高一点可能对身体更好一点。那么对于那些高密度脂蛋白胆固醇低于正常下限，尤其是低于 1.0mmol/L 这个水平的人来说，应该如何提升高密度脂蛋白胆固醇这个"好血脂"呢？

目前，人类医学界还没有一种特效药可以有效提升高密度脂蛋白胆固醇，而且说实话，高密度脂蛋白胆固醇太高了也不一定是什么好事，因为最近有研究显示，高密度脂蛋白胆固醇如果高于 2.0mmol/L 这个水平，反而可能对身体不利。那么，在 1.0 ~ 2.0mmol/L 这个范围内，如何有效提升高密度脂蛋白胆固醇这个"好血脂"呢？下面，我给大家大致介绍以下六个有效方法。

（1）健康饮食

适度多吃新鲜的蔬菜和水果、全谷类食物、薯类食物、优质蛋白质来源等，有助于高密度脂蛋白胆固醇升高。

成年人做到保持摄入以下几项中的两项以上，就可以提升高密度脂蛋白胆固醇，从而预防心脑血管疾病的发生。

蔬菜水果 ≥ 500g/ 天

全谷类食物 50 ~ 150g/ 天

薯类食物 50 ~ 100g/ 天

鱼 ≥ 200g/ 周

豆制品 ≥ 125g/ 天

红肉 < 75g/ 天

茶 ≥ 50g/ 月

（2）适度运动

说到运动，不建议大家过度运动，因为过度运动容易造成运动伤害。如果因为过度运动而给原本健康的身体造成了不可逆的伤害，就实在是得不偿失了。所以现阶段，一般说来，各个医学指南对于运动的推荐就是每周至少做 150 分钟中等强度运动，或者每周 75 分钟高强度运动，也可以两种交叉进行。

要判断运动强度，我们可以按照之前介绍的"峰值心率法"，先算出个人的最大心率，比如一个 40 岁的人的最大心率应该是220-40=180，然后算出他的中等强度运动的目标心率在 180×（50% ~ 70%）=90 ~ 126 次这个范围内，那么符合这个心率范围的运动就算中等强度运动。其他年龄以此类推。

同样道理，他的高强度运动的目标心率在 180×（70% ~ 85%）=126 ~ 153 次这个范围内，符合这个心率范围的运动就算高强度运动。其他年龄以此类推。

合理适度的体育锻炼的确能有效提升高密度脂蛋白胆固醇，这也是很多人已经验证过的经验。

（3）戒烟限酒

抽烟对于高密度脂蛋白胆固醇的降低作用没什么可说的，这是很多人都知道的科学事实。所以，想要提升高密度脂蛋白胆固醇，建议大家一定要完全戒烟，一根都不抽才是最好的。关于饮酒这件事，最新的医学研究也都是不建议有喝酒这种行为，滴酒不沾为最佳。当然，如果根据我们现在很多关于心血管疾病的指南，建议限制饮酒，也就是每天酒精摄入量不要超过 15g，折合成平时咱们喝的各种酒类饮料的量，那基本上就是每天白酒不超过 1 两，啤酒不超过 1 瓶，红酒不超过 2 两。

（4）控制体重

首先，在医学上判断一个人是否超重或者肥胖，主要是借助体重指数这个参数来进行的。

体重指数 = 体重数（kg）÷ 身高（m）的平方

如果你的体重指数低于 18.5，那么就是体重过轻。这时候虽然看着很瘦，但是并不健康。在 18.5 到 23.9 之间的体重指数是相对比较理想的状态。如果体重指数在 24 到 27 之间，就是超重状态了，现在很多人的体重指数都在这个范围，这并不是健康的状态。如果条件许可，可以考虑减重。当然，如果体重指数在 28 以上，就是肥胖了，更加需要控制体重。无论肥胖还是超重，都不是健康的状态，都可能带来高血压、冠心病甚至恶性肿瘤等很多疾病的发生，也可能导致高密度脂蛋白胆固醇的降低。所以，控制好体重也是提升高密度脂蛋白胆固醇的有效方法之一。

（5）不熬夜

长期的熬夜可能导致很多不健康的状态甚至是疾病。而长期熬夜还可能降低高密度脂蛋白胆固醇。不信的话，长期熬夜的朋友们看看自己的血脂化验单上高密度脂蛋白胆固醇这个指标是不是不高。这和熬夜绝对有很大的关系，在这里，张大夫奉劝大家一定要减少熬夜。

（6）药物

一些试验显示，某些他汀类药物，比如说匹伐他汀，在某些人身上，除了能降低低密度脂蛋白胆固醇，还有升高高密度脂蛋白胆固醇的作用。所以，某些患者在适合的情况下，可以在医生指导下选择这类同时具有提升高密度脂蛋白胆固醇作用的药物。但是，严格来讲，明确能够提升高密度脂蛋白胆固醇的药物并不存在，这一点大家一定要知悉。

总之，高密度脂蛋白胆固醇的确是一种"好血脂"，但是我们的很多行为会影响到它的质和量，所以大家一定要在生活中多注意改善自己的生活方式。当然，实在控制不好高密度脂蛋白胆固醇的朋友，就一定把其他危险因素，比如说血压、血糖、低密度脂蛋白胆固醇等控制好。

三、脂蛋白（a）升高，应该如何治疗

有些患急性心肌梗死、脑梗死的心脑血管疾病患者，明明把血压、血糖、血脂都控制好了，可是心脑血管病变仍然在进行中。对于这些患者，张大夫一般都会让他们查一下脂蛋白（a）。因为很多人之所以会有这样的病情进展，就是因为脂蛋白（a）这个"坏

血脂"指标高了。所以，脂蛋白（a）也是心脑血管疾病发展的因素之一，但作为不常见的血脂指标之一，它长期被人们忽视。

前面的章节中说过，至今仍没有有效降低脂蛋白（a）的药物，所以对于那些脂蛋白（a）升高带来的心脑血管疾病，我们还没有任何办法控制。但是，我要告诉大家一个好消息！一个有可能降低脂蛋白（a）的新药即将来临，这是脂蛋白（a）升高患者的一个"福音"。

这个可以降低脂蛋白（a）的药物，英文名字叫"pelacarsen"，暂时还没有中文名字。这个药可以大幅度降低脂蛋白（a）。试验数据显示，pelacarsen 可以降低脂蛋白（a）达 70%～90%。这个药的作用位点是肝脏，因为脂蛋白（a）都是由人体肝脏合成的。pelacarsen 进入肝脏后，就会选择性切割肝脏细胞核中的编码载脂蛋白（a）的信使 RNA，并诱导核糖核酸酶 H1 裂解编码载脂蛋白（a）的信使 RNA，从而阻止载脂蛋白（a）的合成。这种物质是形成脂蛋白（a）所需的主要物质，它少了，脂蛋白（a）也就少了。

对于这个新药，欧洲医学界正在做临床试验，Ⅲ期临床试验已经完成，而引入国内可能还需要一定的时间。一旦这个新药应用于临床，很多脂蛋白（a）异常升高的患者难治的病情会迎刃而解。

其实，近年来关于降低脂蛋白（a）的研究进展是比较快的，所以这个指标高的朋友千万别灰心，先把其他危险因素控制好，比如说控制好血压、血糖和低密度脂蛋白胆固醇，不产生靶器官危害。

相信关于新药的好消息会陆续传来。

四、发现动脉斑块，应该如何治疗

一些朋友体检时发现自己长了动脉斑块，就会很着急，想知道治疗动脉斑块的方式。在动脉斑块中，颈动脉斑块是检出率最高的一种动脉斑块。那么现在就以颈动脉斑块为例，给大家说一说很多人关注的话题：发现动脉斑块，如何治疗？

如果体检发现了颈动脉斑块，可以结合体检的其他结果做进一步判断。

第一，先看看这个斑块是什么性质的斑块，到底是低回声斑块、等回声斑块，还是高回声斑块。如果是低回声斑块，这种斑块也可以被称为"软斑块"，属于最不好的一种斑块。一般这种斑块容易变得不稳定，多数需要积极治疗。如果是等回声或者混合回声的斑块，可以认为是软硬相间的斑块，治疗方法多数等同于软斑块。而最好的一种斑块是那种强回声的硬斑块，因为这种斑块相对比较稳定。

第二，要看内中膜厚度。如果颈动脉彩超报告上对于内中膜厚度的描述是超过 1.5mm，多数就算颈动脉斑块了。而如果内中膜厚度超过 2.5mm，这个斑块性质就算比较高危了。

第三，要看你的血脂水平。如果你的血脂尤其是低密度脂蛋白胆固醇水平偏高了，甚至高得很明显，一般就需要进行专业的降脂治疗了。

现在咱们来说说具体的治疗方法。治疗方法应该是根据每个人的不同情况来制定的，这里分 3 种情况介绍给大家。

第一种，如果颈动脉斑块狭窄明显，比如说狭窄程度超过了50%，甚至超过了 75%，这时候可以考虑先到血管外科或者神经介入科等相关科室就诊，寻求专业的治疗。

第二种，如果颈动脉只是有斑块，还没有形成明显的狭窄，而且斑块性质不好，血脂也高，这时候可以考虑在医生指导下使用他汀类降脂药，通过他汀类降脂药降低低密度脂蛋白胆固醇，让不稳定的斑块变得稳定。

第三种，如果颈动脉斑块是稳定的硬斑块，而且患者也没有高血压、高脂血症、糖尿病等危险因素，这时候，这一类病情最轻的患者也可以先观察。但是这类没有其他危险因素的患者相对并不多见，大家千万别对这种情况抱有太多幻想。

五、慢性病患者的血脂应该如何控制

上面我们讲了如何控制血脂，但很多人除了血脂高，还有其他慢性病，那么他们该如何控制血脂呢？下面，我们就讲一下最常见的高血压与糖尿病患者要如何控制血脂，因为这些慢性病患者只有把血脂控制好，才能有更长的寿命和更好的生活质量。

1. 高血压患者如何控制

权威数据显示，中国已经有 2.45 亿高血压患者，几乎可以说每 5 个人里就会有 1 个高血压患者。众多的高血压患者进一步发展成急性心肌梗死、脑梗死患者。其实，这不一定都是高血压带来的，很多时候是高血压和高脂血症一起带来的。

（1）高血压合并高脂血症，普遍吗

我国 35 岁以上的高血压患者中，41.3% 的人合并有血脂异常，其中合并有甘油三酯升高的情况占 18%，总胆固醇升高的占 9.9%，低密度脂蛋白胆固醇升高的占 7.8%，高密度脂蛋白胆固醇降低的占 20.6%。

这些数据来自我国《"十二五"血脂异常现状调查报告》，而"十二五"规划是 2011—2015 年，时至今日，已经是"十四五"阶段。这个阶段我们的生活条件更好了，所以我国高血压患者中血脂升高的比例也应该更高了。

（2）高血压合并高脂血症，危害大吗

高血压合并血脂升高，最大的危害就是导致急性心肌梗死和脑梗死等心脑血管疾病的发生。具体过程应该是这样的：高血压会导致血管内皮损伤，这个过程在血压升高时发生，人体并不能感知。这时候如果你的低密度脂蛋白胆固醇升高，这类"坏血脂"就会在受损伤的动脉内皮下蓄积，形成动脉粥样硬化性斑块。后期随着时间的推移，这个动脉斑块越长越大，大到一定程度就会发生急性心肌梗死或者脑梗死等严重心脑血管疾病。

（3）高血压合并高脂血症，应该怎么治

①高血压合并有严重危险因素的患者属于超高危患者，这些人低密度脂蛋白胆固醇尽量降低到 1.0 ～ 1.4mmol/L 这个范围内。这些严重危险因素包括多支冠脉病变、急性冠脉综合征、心脑血管疾病近期有复发。

②高血压只是合并有心脑血管疾病和糖尿病，但是近期病情稳定，这种情况多数属于高危，低密度脂蛋白胆固醇可以降低到 1.8mmol/L 以下。

③高血压合并有 2 个危险因素，低密度脂蛋白胆固醇最好降低到 2.6mmol/L 以下。

④高血压只合并有 1 个危险因素，低密度脂蛋白胆固醇最好降低到 3.4mmol/L 以下。

注意：这里说的危险因素包括血脂异常、肥胖、吸烟、心血管病早发家族史、年龄 > 55 岁。

那么，吃什么药可以把血脂降下来呢？其实，现阶段主要就 3 个降脂药，它们分别是他汀类降脂药、依折麦布和 PCSK9 抑制剂。这其中使用最多的是他汀类降脂药，如果他汀类降脂药不能解决问题，有些人可能还会加用依折麦布。

但是，对于 PCSK9 抑制剂，高血压合并高脂血症患者使用得并不是太多，那些吃他汀类降脂药和依折麦布却仍不能让低密度脂

蛋白胆固醇达标的极高危和超高危患者，才可能需要使用 PCSK9
抑制剂，也就是降脂针。

如前述所述，低密度脂蛋白胆固醇并非越低越好，患者要按
照上面介绍的危险分层方法进行危险分层，根据自己的危险层级
来决定低密度脂蛋白胆固醇降低到多少合适。

2. 糖尿病患者应该如何控制

糖尿病患者何时启用他汀类药物？血脂，尤其是低密度脂蛋
白胆固醇降低到多少合适？

这是很多血糖升高患者尤其是糖尿病患者特别关注的话题，
毕竟糖尿病患者控制血糖之外最重要的事情就是控制好血脂，尤
其是低密度脂蛋白胆固醇这个"坏血脂"。

对于糖尿病患者血脂控制目标值以及什么时候开始服用
他汀类药物，最近美国糖尿病学会进行了表述，很多内容值得
借鉴。

（1）糖尿病患者的血脂一般有什么特点

这是很多糖尿病患者自己都不清楚的现实临床问题，我介绍
完后，大家可以对照自己的化验单看看是不是像我说的这样。

首先，不是每一个糖尿病患者都有一样的血脂表现。每个糖
尿病患者病情不一样，生活方式不同，可能就会呈现出不同的血脂
表现。但糖尿病患者血脂异常的确有一些共性。学术界认为，糖
尿病患者常常伴有甘油三酯升高、高密度脂蛋白降低、小而密的

低密度脂蛋白升高的血脂谱表现，这是一种被认为是容易导致动脉粥样硬化发生的血脂表现。

呈现这种血脂表现的原因在于糖尿病患者会有胰岛素抵抗，而胰岛素抵抗又会导致脂肪分解增加，从而使游离脂肪酸释放增加。这样一来肝脏就会合成更多的甘油三酯，于是出现了高甘油三酯血症。那么，为什么高密度脂蛋白胆固醇会降低，低密度脂蛋白胆固醇会升高呢？

因为当糖尿病患者的甘油三酯升高时，极低密度脂蛋白承载的甘油三酯会更多地转移到高密度脂蛋白和低密度脂蛋白上。然后，富含甘油三酯的高密度脂蛋白和低密度脂蛋白的甘油三酯会在一些酶的作用下被水解掉。这时候这些高密度脂蛋白和低密度脂蛋白就变成小而密的高密度脂蛋白和小而密的低密度脂蛋白。小而密的高密度脂蛋白会从肾脏排出，这就造成了高密度脂蛋白的降低；而小而密的低密度脂蛋白并不容易被机体代谢掉，于是低密度脂蛋白就会随之升高。

上面提到的甘油三酯升高、小而密的低密度脂蛋白升高和高密度脂蛋白降低的血脂谱变化，就是造成糖尿病患者容易发生心脑血管疾病的原因，也被称为"致动脉粥样硬化性血脂谱"。这种血脂改变在糖尿病患者中比较常见，危害也比较大，大家一定要注意。

（2）糖尿病患者何时开始口服他汀类药物

糖尿病患者需要每年空腹测定血脂谱，对于已明确有心脑

血管疾病的患者，无论血脂是否超过正常值范围，都应在干预
生活方式的基础上，积极在医生指导下使用他汀类降脂药进行
降脂治疗。

同时，对于年龄在 40 岁以上的糖尿病患者，就算没有心脑血
管疾病，只要存在心脑血管疾病早发家族史、肥胖、高血压、吸
烟、血脂异常、蛋白尿等危险因素中的 1 项，就可以考虑在专业
医生的指导下使用他汀类降脂药。

（3）血脂降到多少合适

对于低风险的糖尿病患者（如年龄在 40 岁以下且无心脑血管
疾病者），低密度脂蛋白胆固醇的控制目标最好在 2.6mmol/L 以下；
合并更多危险因素的糖尿病患者，低密度脂蛋白胆固醇多数需要
控制到 1.8mmol/L 以下；如果应用最大可耐受剂量的他汀类药物
仍不能达标者，低密度脂蛋白胆固醇降低基线的 50% 以上可作为
另一治疗目标。同时，对于心脑血管疾病极高危的糖尿病患者，低
密度脂蛋白胆固醇可以进一步降低到 1.4mmol/L 以下，这是这两年
一些血脂指南都在推荐的目标值。

而糖尿病患者的甘油三酯的控制目标为 < 1.7mmol/L，因为糖
尿病患者甘油三酯容易升高，所以有些糖尿病患者必要时可以在
医生指导下使用降低甘油三酯的药物。

糖尿病患者高密度脂蛋白胆固醇的控制目标初步设定为
> 1.0mmol/L，对于高密度脂蛋白胆固醇如何升高没有特效药，
有赖于改善生活方式，前文有讲过，不再赘述。上述指标中以
低密度脂蛋白胆固醇达标最为关键，这也是很多糖尿病患者需

要吃他汀类降脂药的原因。

六、冠心病患者应该如何管好血压、血脂、血糖

经济条件改善以后，不健康的生活方式汹涌袭来，造成了近年来我国冠心病患者不断增多。而冠心病患者，无论是心脏放了支架，还是没放支架，正在进行药物治疗，都会比较关心一个问题，那就是"冠心病患者的血压、血脂、血糖控制在多少比较合适？"

1. 冠心病患者血压控制到多少合适

冠心病患者管理好血压很重要，而且很多冠心病患者的确都合并有高血压。一般说来，冠心病患者血压高于 140/90mmHg 就可以在专业医生指导下进行降压治疗。这里提到的降压治疗，既包括生活方式的改善，也包括专业的降压药物治疗。一般说来，血压要降至 140/90mmHg 以下只是第一步。而对于没有低血压反应且有条件的冠心病患者，血压要控制到更低，比如说降低至 130/80mmHg，甚至更低一点可能会更好。这也是这些年很多医学研究都已经看到的医学事实。

2. 冠心病患者血脂控制到多少合适

随着大众健康观念的增强，越来越多的冠心病患者都已经知道控制好血脂的重要性，尤其是控制好低密度脂蛋白胆固醇的重要性。对于几乎所有冠心病患者来说，低密度脂蛋白胆固醇至少要控制到 1.8mmol/L 以下。对于一些危险层级更高的患者来说，比如说 2 年内发生过两次急性心肌梗死的患者，低密度脂蛋白胆固醇可能需要控制到更低，比如低于 1.4mmol/L。但是无论怎样，控制好血脂，尤其是控制好低密度脂蛋白胆固醇对于冠心病患者来说是非常重要的，大家一定要牢记在心。

3. 冠心病患者血糖控制到多少合适

冠心病患者的血糖要尽量控制到正常，但是对于一些老年糖尿病患者和合并症多的患者来说，血糖控制可以考虑适度放宽。除了空腹血糖和餐后 2 小时血糖这两项监测指标，糖化血红蛋白也是需要特别关注的指标。一般来说，糖化血红蛋白控制到 7% 以下比较合适。对于高龄、糖尿病病史长、合并症多的患者，可以适度放宽，最好是把糖化血红蛋白控制到 7.5% 或者 8% 以下。因为糖化血红蛋白可以反映出近 2 ~ 3 个月的血糖总体水平，所以冠心病患者最好都定期查一下这个指标。

总而言之，冠心病患者需要把自己的血压、血脂、血糖管好，才能有更好的生活质量和更长的寿命。

七、还没到 50 岁的成年人，血脂高了如何治疗

我每天面对大量 50 岁以上的中老年患者。对于这个群体，只要是 10 年心血管疾病发生风险 ≥ 10%，就要对血脂进行干预，比如说指导使用降血脂药物。但对于那些 50 岁以下就血脂高的人要如何干预？我们来说一说这个问题。

发表在美国权威期刊杂志《美国心脏病学会杂志》上的一项相关研究表明，对于 50 岁以下的群体，如果低密度脂蛋白胆固醇高于 3.4mmol/L，同时通过改善生活方式来降低血脂的办法无效，就可以指导使用他汀类降脂药降低低密度脂蛋白胆固醇，进一步降低将来发生心脑血管疾病的风险，这样做对患者更为有利。其实言外之意就是，对于这些血脂高的成年人，如果改善生活方式无效，进行早期的血脂管理，可以减少其上年纪之后发生严重心脑血管疾病的概率，进而带来更大的社会收益。

其实，说到底，对于成年人来说，无论年龄多大，只要是血脂升高了，都应该积极地干预。无论是改善生活方式，还是在医生指导下使用降脂药，只要能够把血脂管好，就都是有效的治疗。

第6章

药物篇——
他汀类降脂药

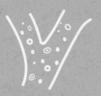

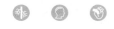

说到对血脂的治疗，其实大家接触最多的还是他汀类降脂药。他汀类降脂药包括辛伐他汀、阿托伐他汀、瑞舒伐他汀、匹伐他汀、普伐他汀、氟伐他汀、洛伐他汀、血脂康等。可以说，在血脂治疗方面，他汀"出道即 C 位"，其王者地位至今难以撼动。甚至到今天，即使人类降血脂领域开始进入了"PCSK9 抑制剂"时代，他汀的王者地位仍旧稳固。所以，谈到控制升高的血脂，很多时候就要谈到他汀类降脂药。下面我们就来详细地说一说他汀的"前世今生"。

一、他汀类降脂药是如何"一战封神"的

现在吃他汀类降脂药的人越来越多，这背后的原因很多。一

方面，高脂血症患者越来越多，这部分人通过吃他汀类降脂药来降血脂；另一方面，心脑血管疾病患者及其高危人群越来越多，这部分人通过吃他汀类降脂药来控制心脑血管疾病的发展。

通俗讲，如果把现代主流心血管医学比喻成一个江湖，他汀类降脂药就可以算江湖霸主。那么，他汀类降脂药是如何取得如此之高的江湖地位的呢？

其实，他汀类降脂药并不是"一战封神"，严谨地说，他汀类降脂药用了 5 战才完美"封神"的，这 5 个经典医学研究分别是：

◆ 北欧辛伐他汀生存研究，也就是著名的 4S 研究；

◆ 西英格兰冠心病预防研究，即著名的 WOSCOPS 研究；

◆ 胆固醇和冠心病复发事件研究，即著名的 CARE 研究；

◆ 美国空军得克萨斯冠状动脉粥样硬化预防研究，即著名的 AFCAPS/TexCAPS 研究；

◆ 普伐他汀对缺血性疾病的长期干预研究，即著名的 LIPID 研究。

正是这 5 个经典医学研究，让他汀类降脂药走上"神坛"，成了治疗心脑血管疾病的基石药物。

二、他汀类降脂药的副作用

他汀类降脂药的作用如此重要，甚至可以说绝大多数心脑血管疾病患者都需要吃。那么，它可能带来的副作用就成了大家最为关心和关注的话题。如何严谨科学地看待这个问题呢？

应该说，任何药物都可能会有副作用，他汀类降脂药有副作用，也不代表它不能再使用。但是，他汀类降脂药物整体上说是安全的，副作用发生率是可控的，所以它在心脑血管疾病的预防和治疗中，仍旧有着不可撼动的基石地位。同时不得不说，对于心脑血管疾病的确诊患者及其高危人群来说，口服他汀类降脂药是可以降低死亡率和心血管疾病再次发生率的，这种获益远远大于其他副作用带来的害处，所以我们还是要好好使用他汀类降脂药。只要把下面的这些不良反应管控好，相信他汀类降脂药还是会造福更多人的。

1. 真的有副作用吗

（1）他汀类降脂药最常见的不良反应：转氨酶升高和肝脏损伤

说到他汀类降脂药可能带来的副作用，其中最常见也是大家最关心的还是对肝功能的影响，可以表现为转氨酶的升高。那么，对于他汀类降脂药带来的转氨酶升高甚至肝脏损伤，大家应该如何正确看待呢？

①对于他汀类降脂药导致肝脏损伤，中美两国的认识有什么不同

2012 年以前，美国 FDA 认为，吃他汀类降脂药前，一定要检查基础的转氨酶水平，服药后再注意继续监测转氨酶的变化，以此来观察他汀是否带来了肝脏损伤。2012 年以后，美国 FDA 认为，

服药后不用常规监测肝功能，只有医生觉得必要的时候才可以查。

　　但是，结合中国的具体情况，我国最新的血脂指南《中国血脂管理指南 2023》提出，对首次采取服用他汀类降脂药物的患者，应在用药 4 ~ 6 周内复查血脂、肝功能（转氨酶）和肌酸激酶。如血脂参数达到了目标值，且无药物不良反应，后期可以逐步改为每 3 ~ 6 个月复查一次。

　　从中美两国这方面的对比不难看出，我们国家的医学指南更加以人为本，更加重视大众的健康监测，这是对大家健康有利的。

　　②吃他汀类降脂药后转氨酶升高多少有意义

　　大家注意，吃他汀类降脂药物之后，不是说转氨酶一升高了，就要停药或者调药。一般说来，只是有转氨酶的轻中度升高，也就是转氨酶升高没有超过正常上限的 3 倍，即转氨酶升高在 3 倍以内，如果同时不伴有胆红素的升高，说明肝脏不存在实质性的损伤，只能说明肝细胞中有转氨酶在释放。这种情况下，可以在医生指导下进行监测，不一定非要停药或者调药。

　　需要大家特别警惕的有两种情况：

　　第一，肝脏的转氨酶升高了，而且升高了 3 倍以上；

　　第二，转氨酶升高的同时伴有胆红素的升高，尤其是直接胆红素的升高。

　　这两种情况就显示患者很可能存在肝细胞的实质性损伤了，这时候就可以在医生指导下进行药物的调整了。但是大家也没必要草木皆兵，因为吃他汀类降脂药带来这种严重肝损伤的概率也就在 1% ~ 2% 这个范围，绝大多数人吃他汀类降脂药还是非常安全的。而且即使出现了这种损伤，多数也是一过性的，随着他汀的停用或者调整，其肝功能是可以逐渐恢复正常的。

③哪些人吃他汀容易出现肝功能损伤

吃他汀类降脂药容易出现肝功能损伤有以下 3 种情况：

第一，爱喝酒的人吃他汀类降脂药，肝功能容易受损，进而导致转氨酶升高；

第二，同时在吃其他经过肝脏代谢的药物或食物，比如说阿托伐他汀、辛伐他汀、洛伐他汀；吃他汀类降脂药的人也尽量不要吃西柚，以免相互影响，引起转氨酶升高；

第三，有脂肪肝的人吃他汀类降脂药也要特别警惕转氨酶的升高。

④吃他汀类降脂药，如何复查转氨酶

我国最新的血脂指南是《中国血脂管理指南 2023》，这份指南提出：首次服用他汀类降脂药物的患者应在用药 4 ~ 6 周内复查血脂、肝功能（转氨酶）和肌酸激酶。如血脂参数已经达到目标值，且无药物不良反应，后期可以逐步改为每 3 ~ 6 个月复查一次。

如果患者在吃他汀类降脂药的治疗过程中，血脂不能到目标值，或者出现了需要调药的不良反应，需及时调整降脂药物剂量或种类，或联合应用不同作用机制的降脂药物。每当调整降脂药物种类或剂量时，都应在治疗 4 ~ 6 周内重新开始复查血脂、肝功能和肌酸激酶。后期如果血脂指标达到目标值，且无药物不良反应发生，才可以逐步改为每 3 ~ 6 个月复查一次。

　　总而言之，口服他汀类降脂药的朋友们一定要注意检查肝功能，这样才能安全有效地让他汀发挥作用。

　　（2）他汀类降脂药第二个常见的不良反应：肌肉损伤

　　① 4 种主要肌肉损伤类型

　　他汀类降脂药物相关的肌肉副作用是他汀类药物诸多副作用中比较常见的一种，发生率仅次于转氨酶升高。但是这种肌肉副作用发生在不同人身上的临床表现又千差万别，从轻微不适到明显肌酸激酶升高，甚至横纹肌溶解，不同情况的处理不同。下面我把 4 种主要的肌肉损伤类型给大家做一个介绍。

　　◆ 肌痛

　　肌痛指的是肌酸激酶正常，但是有肌肉酸痛、无力等肌肉不舒服的症状，这种是最常见的他汀类降脂药相关肌肉副作用。但是，如何判断身体不适症状是他汀引起的呢？最有效的依据就是，如果患者一吃某种他汀类降脂药就有肌肉不适症状，停用或者减量后不适症状就能有所缓解，如果具有这种相关性，就可以考虑这种肌肉症状很可能来自他汀类降脂药。如果这种情况严重，可以考虑在医生指导下调整他汀类降脂药使用方案。

　　◆ 肌病

　　"肌病"实际上是一个统称，包括所有形式的肌肉障碍、肌肉无力或者肌病，这个术语所指应该被视为与他汀相关的肌肉症状之一，而不是一个特定的临床类别。

　　◆ 肌炎

　　肌炎指的是血清肌酸激酶高于正常上限，提示肌肉有损伤或者炎症。这里所说的炎症绝大多数是无菌性炎症，与细菌病毒感染带来的炎症不同，大家不要混为一谈。这时候需不需要调整他汀类降脂药使用方案，要看每个人的具体情况。如果只是肌酸激酶的轻度升高，也就是肌酸激酶未超过正常上限的 4 倍，患者也没有不适症状，可以先观察。但是如果症状严重，也可以考虑在医生指导下调整药物。

◆ 横纹肌溶解

横纹肌溶解是他汀类降脂药带来的最为严重的一种肌肉损伤，一般指的是肌酸激酶升高严重，超过了正常上限的 10 倍。这是一种比较严重的副作用，多数情况下需要在医生指导下停用他汀类降脂药，甚至是住院治疗，警惕肾功能损伤。

②哪些人更容易出现肌肉副作用

那么，哪些因素可能使服用他汀类降脂药的人更加容易出现以上症状呢？下面给大家列举一些危险因素：近期感染过病毒、患有其他肌肉疾病、甲状腺功能减退、肝肾功能不全，以及饮酒、高龄、女性、身体残疾、低体重指数（瘦人）、创伤以及过度运动等。

③哪些他汀类降脂药物对肌肉的副作用更小

很多研究都提示，相对于经过细胞色素酶 P450 3A4 代谢的他汀（阿托伐他汀、辛伐他汀、洛伐他汀），匹伐他汀、氟伐他汀、血脂康和普伐他汀这些代谢途径不同的他汀可能产生肌肉损伤的概率更小一点。这也是有些他汀发生副作用后，医生会使用这几种他汀中的一种来代替的重要原因。

④什么情况下需要调整他汀类降脂药用药方案

第一，服用他汀类降脂药后出现肌肉不舒服的症状，且症状比较严重，影响到生活和工作，那么即使肌酸激酶不高或者只是轻度升高，也可以考虑在医生指导下调整他汀类降脂药使用方案。第二，服用他汀类降脂药后肌酸激酶明显升高，超过了正常上限的 4 倍，这时候也可以考虑在医生指导下停用他汀类降脂药，待恢复正常后再调整使用其他代谢途径的他汀类降脂药。而对于肌酸激酶严重升高（超过了正常上限的 10 倍）的人来说，除了停用他汀类降脂药，还可能需要及时住院进一步治疗。

总而言之，口服他汀类降脂药的患者一定要注意是否存在肌肉损伤的相关可能性，如果存在请重视，必要时找到专业医生进行专业处理。

（3）他汀类降脂药第三个不良反应：升高血糖

在他汀类降脂药产生的副作用方面，除了肝脏损伤和肌肉损伤，另一个很受关注的健康问题就是他汀类降脂药可能会让血糖进一步升高，甚至导致糖尿病发生率的升高。那么，应该如何严谨看待这个不良反应呢？下面咱们详细说说。

①起因

2000 年后，尤其是在新千年的第一个十年里，很多人因为患有心脑血管疾病需要降血脂，就开始吃他汀类降脂药物。但是，有一些人发现，吃了一段时间之后血糖升高了。比较心细的临床医生也会感觉到有些患者是因为长期吃他汀类降脂药导致血糖高了。于是到了 2012 年的时候，美国 FDA 在其官方网站上发表声明，认可了他汀类降脂药引发血糖升高和新发糖尿病的可能性。

同年，欧洲药品管理局药物警戒工作组要求在欧洲上市的所有他汀类降脂药物说明书中，必须添加他汀可能会引发糖尿病的警示。

2013 年，中国国家食品药品监督管理局也要求必须在所有他汀类降脂药说明书中添加他汀类药物可能引发血糖升高的不良反应说明。

一时间，他汀类降脂药会导致糖尿病的说法甚嚣尘上，很多人甚至因为害怕发生糖尿病而拒绝吃他汀类降脂药。大家注意，其实他汀类降脂药导致血糖升高这种不良反应的发生并不常见，发生率相对较低。而且严格看，对于心脑血管疾病患者来说，吃他汀类降脂药带来的好处远远大于血糖升高的风险。

②他汀类降脂药升高血糖的研究数据

关于长期吃他汀类降脂药升高血糖，在不同研究中有不同的结论。对 2014 年以前的 13 项研究进行综合分析显示，常用的 5 种他汀类降脂药，也就是阿托伐他汀、瑞舒伐他汀、辛伐他汀、普伐他汀、洛伐他汀，服用后都可能会有血糖升高的不良反应，尤其会导致新发糖尿病，但是其发生率还是比较低的。

而 2011 年发表在权威医学杂志《美国内科年鉴》上的相关荟萃研究，综合分析了 3 万多名没有糖尿病的吃他汀类降脂药患者，最后发现，高强度的他汀类降脂药治疗导致新发糖尿病的发生率增加 12%。但是，大家注意，中国人普遍吃的是中等强度和低强度他汀类降脂药，不属于此种情况。

随后的很多医学研究更加细化了对研究受试对象的筛查，发现老年人，以及肥胖、处于糖尿病前期状态、缺乏体育锻炼、高糖饮食的人吃他汀类降脂药，更加容易发生糖尿病。

③为什么他汀类降脂药会升高血糖

第一，他汀类降脂药可能引发肌肉细胞、脂肪细胞、β 胰岛细胞等细胞线粒体功能障碍，导致胰岛素分泌障碍，进而导致胰岛素抵抗。

第二，他汀类降脂药可能引发脂肪细胞对胰岛素敏感性降低，进而导致胰岛素抵抗。

第三，他汀类降脂药可能引发肌肉损伤和肌肉量降低，减少肌肉活动量，进而降低能量消耗，还会引发胰岛素抵抗。

④如何客观公正地看待他汀类降脂药升高血糖的问题

关于这个问题，我的建议是，他汀类降脂药该吃还是要吃的，绝不能"因噎废食"。为什么这么说呢？

因为现阶段更加深入的医学研究发现，吃他汀类降脂药可能带来的心血管受益与新发糖尿病的风险之比是9:1。简单通俗地讲，吃他汀类降脂药带来 9 份好处，却只带来 1 份风险，可以说收益远大于风险。对于心脑血管疾病患者及其高危人群，只要是有他汀类降脂药适应证，同时没有禁忌证，该吃还是要吃的。绝不能因为顾虑有血糖升高的风险而拒绝规范治疗。

其实，现阶段中国人吃他汀类降脂药的剂量多数是中小剂量，而这种中小剂量的他汀类降脂药带来血糖升高等副作用的风险就更小了，大家完全没有必要草木皆兵。尤其是心脑血管疾病风险较高的人群，该吃他汀类降脂药的话，还是要在医生指导下正规服用的。

⑤如何处理他汀类降脂药带来的升高血糖的不良反应

第一，吃他汀类降脂药前，注意筛查一下自己的血糖情况，比如说餐前血糖、餐后 2 小时血糖和糖化血红蛋白。对于那些血糖升高的处于糖尿病前期状态的人，要注意选择对血糖影响小的他汀类降脂药。

第二，吃他汀类降脂药的过程中，要注意改善生活方式，科学饮食，并进行适度体育锻炼，以此来进一步降低糖尿病的发生率。

第三，吃他汀类降脂药后，如果您关注血糖健康，可以定期检测血糖和糖化血红蛋白的变化，做到知己知彼。

第四，对于糖尿病已经发生了的患者，可以在专业医生的指导下进行专业的降血糖治疗，尽快把血糖控制好，以减少心脑血管疾病发生率。

（4）他汀伤肾，这个说法靠谱吗

现阶段，人们用到的一些药物对肾功能都是有一些要求的，比如说需要特别注意肾小球滤过率。同时，有些药物使用不当还会引起肾脏损伤，所以很多人都很担心药物伤肾这个问题。作为一名心内科医生，我常听到的就是"吃他汀伤肾"的说法。那么，吃他汀类降脂药到底会不会伤肾呢？下面我们要讲一讲这个问题。

①对肾脏的安全性

国内外的一些研究和荟萃分析都显示，他汀类降脂药不但不会伤肾，还可以进一步降低肾脏疾病患者发生心血管疾病的风险。

尤其是那些轻度肾功能不全患者，正规使用他汀类降脂药后，其心脑血管疾病发生率会降低，同时也并没有看到他汀类降脂药对于肾脏的进一步损伤。比如说，世界医学界在这方面享有盛誉的JUPITER 研究就显示，他汀类降脂药可以降低慢性肾病患者的心脑血管疾病发生风险，其对于肾脏的安全性和安慰剂没有区别，可以说对于肾脏他汀是安全的。一些大型荟萃分析显示，瑞舒伐他汀和阿托伐他汀都不会增加患者的蛋白尿发生率，即使有轻度的蛋白尿一过性的出现，也不能因此认为这是肾脏损伤的表现。

现阶段世界范围内的几个大型医学会的指南，比如说欧洲的血脂指南、美国的胆固醇治疗指南等，都没有把肾脏损伤作为他汀类降脂药的一个常规不良反应加以提及。所以，不要一提到他汀类降脂药就说伤肾，这个说法根本就站不住脚，总是这么说对他汀类降脂药也很不公平。

对于少数口服他汀类降脂药后出现蛋白尿的朋友，尤其是其中口服瑞舒伐他汀的患者，这种变化多呈现一过性变化，不是永久损伤，很多时候可以慢慢恢复正常。当然，发现了这种变化，可以在专业医生的指导下调整降脂药治疗方案，或者去肾内科专科就医，寻找一下有没有其他致病原因。

②他汀和蛋白尿

他汀类降脂药会导致蛋白尿的发生吗？就在前些天，我的一位老粉丝在问诊过程中咨询了这样一个非常专业的问题。这位粉丝是一位老年女性，因为低密度脂蛋白胆固醇异常升高，达到4.5mmol/L，所以当地医生给她开具了瑞舒伐他汀口服。口服一个月后，低密度脂蛋白胆固醇的确是降下来了，但是她意外地发现她的尿蛋白升高了。

"吃他汀导致蛋白尿"这个说法，其实早在 1990 年就有。当时，人们发现有些人在服用辛伐他汀后出现了蛋白尿。但是因为当时这些病例太少，而且也说明不了因果关系，这种微弱的声音就被搁置了。后来，随着吃他汀类降脂药物的人越来越多，尤其是瑞舒伐他汀的广泛使用，人们发现，原来有少数人的确是吃了他汀类降脂药尤其是瑞舒伐他汀之后出现了蛋白尿。那么，这种蛋白尿的出现真的表示他汀会伤害肾脏吗？

其实，对于这种极少数人吃某些他汀后会出现一过性蛋白尿的现象，一些研究认为这是某些他汀影响了肾脏近端小管对于蛋白的重吸收导致的，并不能上升到肾脏损伤的高度。随着研究的深入，人们发现这种蛋白尿在多数情况下是呈现一过性的，很多人不用调整，后期随着服药时间的延长，这种一过性蛋白尿就慢慢地消失了，很少有造成肾脏损伤的情况发生。所以，美国、欧洲、中国的血脂指南和学术界都不认为这种一过性蛋白尿的出现是病态，也基本上没有他汀伤肾的说法。

（5）吃他汀类降脂药会不会导致痴呆和阿尔茨海默病

最近，有一些平时吃他汀类降脂药的朋友找到我询问："张大夫，听说吃他汀类降脂药会导致痴呆和阿尔茨海默病的发生，这是真的吗？"我来仔细解答一下这个问题。

①他汀类降脂药导致痴呆和阿尔茨海默病这一说法的来源

严谨地讲，美国食品药品监督管理局和中国国家药品监督管理局都明确要求，要在所有他汀类降脂药说明书中指出存在失忆和意识模糊这些不良反应。这也是很多人会担心他汀导致痴呆和阿尔茨海默病的源头。

关于这个问题的试验数据怎么理解？

虽然有些小型试验和研究会指出，吃他汀类降脂药有发生痴呆和阿尔茨海默病的风险，但是最近的一些新的有影响力的临床荟萃分析研究都指出，并没有看到吃他汀会带来以上两种疾病，或者说他汀类降脂药并没有影响到人类的认知功能。同时，至今最大型的他汀类降脂药相关的医学研究 HPS 研究和 PROSPER 研究，也都没有发现服用他汀类降脂药的人群在认知方面和普通人群有什么不同。虽然不同的认识和观点一直存在，但现阶段大型研究还缺乏有信服力的试验数据支持他汀会增加痴呆和阿尔茨海默病的发生风险这一说法。

②美国主流医学界如何认识

美国脂质协会认为，他汀类降脂药带来的收益远远超过它带来的认知风险，所以有他汀类降脂药适应证的，该吃药还是要放心地吃。同时，即使他汀类降脂药可能带来认知上的风险，这种风险也是极低的，不能成为整个人群惧怕吃他汀类降脂药的理由和借口。

③如何正确面对认知降低的风险

很多医学会都认为他汀类降脂药带来的认知风险比较低，因为没有足够的证据支持。如果大家在日常生活中吃他汀类降脂药出现了认知功能降低，应该怎么办呢？下面张大夫就来简单给大家说一下。

如果大家遇到了类似情况，觉得自从吃他汀类降脂药后就开始有认知功能降低的表现，可以找专业的医生进行药物的调整，毕竟现在我们在降脂药方面有很多选择，比如说 PCSK9 抑制剂（降血脂针）和胆固醇吸收抑制剂（依折麦布）。但是，无论是调药还是停药，大家一定要在专业医生的指导下进行。一般来说，如果这种不良反应是他汀类降脂药带来的，在调整药物 3 ~ 6 个月后，原来出现的认知功能降低的表现就会消失。如果患者的认知功能没有恢复，就需要到神经内科等专业科室进一步评估是不是还有其他疾病的存在，因为现在看到的他汀类降脂药物带来的认知功能降低多数是可逆的，而不是永久性损伤。如果一直存在认知功能降低，甚至是痴呆或阿尔茨海默病，就要注意要到神经内科找其他病因了，毕竟导致人类发生痴呆和阿尔茨海默病的原因很多，本身的衰老就会让这类疾病发生率增高。

（6）脑出血

吃他汀类降脂药会导致脑出血吗？这种疑惑也是一些人不敢吃他汀类降脂药的重要原因。其实，近年来确实有些小型研究提出，他汀类降脂药物会增加脑出血的风险。但随后更大型和更多的研究进一步研究时发现，他汀类降脂药物并不会增加脑出血的风险。这一点上大家千万不能以讹传讹。

（7）白内障

有限的研究表明，他汀类降脂药物可能增加白内障发生率。但是，随后的更多相关研究都未发现吃他汀类降脂药和白内障发生之间有什么密切的关系，同时还有些研究表明他汀类降脂药物可能改善和延缓白内障的症状和发生。

2. 出现了副作用，应该怎么办

如果开始吃他汀类降脂药后出现了副作用，那怎么办呢？我的建议是请及时就医，在医生指导下进行调整。不过即使是由医生来主导调整，我们也可以先大致了解一下可能的处理方案。

（1）停用他汀

对于一些出现严重副作用的患者，无论是严重的肝功能损伤，还是肌肉损伤，都可以在医生指导下先停用正在口服的他汀类降脂药。一般说来，他汀类降脂药带来的副作用绝大多数都是可逆的，会随着停药时间的延长而逐渐消失。后期待副作用消失后，再在医生指导下调整，采用适合自己的降血脂方案。

（2）换用别的他汀

如果临床上服用某一种他汀类降脂药带来了副作用，但是并不严重，这时候也可以在专业医生的指导下换用其他副作用相对较小的他汀类降脂药。应该说，每个人对他汀类降脂药物的适应性会有个体差异，在专业医生指导下更换为自身反应较小的药物，可以减少副作用对身体的影响。

（3）减少他汀使用剂量，联合其他降脂药

减少他汀的使用剂量，比如说使用剂量减半，同时联合其他降脂药。这也是常见的处理方案。减少原有他汀类降脂药物的使用剂量也是常用的药物调整方法。

（4）间隔用药

少数患者出现他汀类降脂药相关的副作用，可以考虑采取间隔用药的方法，也可能让副作用的问题得到解决。比如说服用一些半衰期比较长的他汀时，可以通过隔天服药的方法，既让血脂达标，又减少副作用的出现。但是，这种隔天吃药的方法在临床上使用得比较少，不做常规推荐。

（5）去除诱发因素

正如前面给大家讲的，有些饮食和药物是增加副作用发生的诱发因素。如果有这些诱发因素存在，一定要注意及时去除掉。比如说，吃阿托伐他汀、辛伐他汀、洛伐他汀等经过细胞色素酶P450 3A4系统代谢的他汀的时候，尽量不吃或者少吃西柚这种水果，因为这种水果可能提高以上3种他汀发生副作用的概率。

3. 5类人吃他汀，容易出现副作用

（1）老老年人

说到"老老年人"这个概念，好多人并不理解，以为我写错了。其实，这个概念说的是高龄老年人，一般指的是超过75岁，甚至80岁以上的老年人。这些老年人年龄更大，身体机能更低一些，甚至可以说相对比较脆弱，这时候吃他汀类降脂药的确要更加注意不良反应的发生。尤其是对于老老年女性，更加容易出现他汀副作用，因此要特别注意监测相关不良反应。

（2）体重小、体弱者

对于一些体形瘦小、身体虚弱的人，如果决定使用他汀类降脂药，要特别注意定期复查是否有相关不良反应，因为这些人体重轻，对于别人是常规可耐受剂量的药物，到了体重轻的人身上可能引发不良反应，所以要特别注意。

（3）合并有多系统疾病者

很多吃他汀类降脂药的人可能合并有多系统疾病，其中合并有糖尿病、肝功能不全、肾功能不全等严重慢性疾病的人群发生不良反应的概率相对更大，要特别注意监测其不良反应的发生。

（4）喝酒的人

很多正在吃他汀类降脂药的人并没有戒酒，还是坚持饮酒，这一类人发生他汀相关不良反应的概率较大，要特别注意。他汀和酒精都是经过肝脏代谢，酒精进入人体后，很容易影响他汀在肝脏的代谢，因此喝酒的同时吃他汀，更加容易发生不良反应。大家最好是在吃他汀类降脂药的阶段坚决不喝酒。

（5）正在吃某些食物和药物的人

说到和他汀可能有反应的食物和药物，那真的需要细细给大家讲清楚。

①说到可能会影响到他汀的食物，要特别指出的是西柚这类富含呋喃香豆素的食物。其中西柚的呋喃香豆素含量最高，其次是柚子、橘子、橙子、柠檬等类似水果。西柚这类食物吃多了，可能会影响阿托伐他汀、辛伐他汀、洛伐他汀的代谢，进而导致副作用的高发。因为这 3 类他汀都是经过肝脏细胞色素酶 P450 3A4

代谢，而富含呋喃香豆素的食物会严重影响到这个酶系统，进而让他汀类降脂药副作用发生率升高。所以，大家吃这 3 类他汀的话，要注意少吃西柚这类水果。

②影响他汀的药物有以下几类：大环内酯类抗生素（阿奇霉素、红霉素、克拉霉素、罗红霉素）、奈法唑酮、吡咯类抗真菌药（酮康唑、咪康唑、氟康唑、伊曲康唑和伏立康唑）、环孢霉素、维拉帕米、蛋白酶抑制剂（利托那韦、奈非那韦）等药物。这些药物都可能影响细胞色素酶 P450 3A4 这条经典的酶系统，增加他汀发生不良反应的概率。如果必须同时吃，一定要在医生的指导下吃，同时要特别注意监测不良反应。

三、吃他汀类降脂药，多长时间复查一次

一些患者按照医嘱，吃上了他汀类降脂药物。但有些患者，服药后很少来复诊，还有一些甚至以为服用上他汀类药物就一劳永逸了，再也没来复诊过。

实际上，人的身体状况随着时间是会发生变化的，药物剂量在当时合适，但后期也可能会发生变化，甚至需要调整用药种类，并不是做一次检查开一次药就能一劳永逸的。

所以，吃他汀类降脂药后要定期复查，这一点对身体健康很重要。那么一般多久复查一次比较合适呢？其实复查时间也是因

人而异的，对不同的患者，临床上可能会有不同的要求。

对于刚刚开始服用他汀类降脂药的患者和调整药物种类和剂量的患者，我们一般要求患者在用药后 4 ~ 6 周内复查血脂以观察疗效，同时可能会复查转氨酶和肌酸激酶，来观察他汀类药物对肝功能和肌肉的影响。

第一次进行他汀治疗的患者，经过一开始较为频繁的复查后，如果血脂能够达到要求范围，同时没有明显副作用，后期可以考虑每 3 ~ 6 个月复查 1 次。

如果重新调整他汀使用方案了，应该重新开始以上过程，也就是调整药物后 4 ~ 6 周内复查血脂、肝功能和肌酸激酶，直到血脂指标达标，无不良反应发生，后期可以延长至 3 ~ 6 个月复查一次。

四、常年吃某种他汀类降脂药，需要定期调换降脂药吗

现在关注他汀类降脂药的人很多，各种问题层出不穷，其中最有代表性的一个问题就是"血脂高，常年吃某种他汀类降脂药，需要定期调换一下降脂药吗？是不是就跟咱们平时吃食用油一样，需要定期换着吃才更好呢？"

大家还真不能把他汀想成食用油那样，毕竟它们不一样。

其实，到底需不需要换用其他他汀，也看患者的具体情况。比如一些人长期口服某种他汀能够把低密度脂蛋白胆固醇控制到达标，同时也没什么不良反应发生，这时候并不是必须要调整他汀的。因为血脂达标、没有副作用就是"王道"，所以他汀类降脂药并不需要定期调换。

但是，临床上的确有一些情况是需要我们换用其他他汀类降脂药的，现阶段主要有 3 种可能需要调换药物的情况。

1. 需要换用强效他汀

吃某种他汀类降脂药一段时间后，即使已经使用到中等强度剂量也不能再让患者的血脂达标，这时候可能就需要换用一种降脂力度更大的他汀类降脂药。这是比较常见的调药原因。

2. 需要减轻副作用

另外一种常见的调药情况是，一些患者服用某些他汀类降脂药后出现了不良反应，比如转氨酶明显升高（高于正常上限的 3 倍）、肌酸激酶明显升高（高于正常上限的 4 倍）等，这时候可能需要在医生指导下调换成代谢途径不同的其他他汀。这也是最常见的一个调药原因。

3. 医院没药

这种情况也并不少见。比如当地医院的某种他汀类降脂药因为各种原因没有了，这时候可能就要使用经过药物一致性评价的他汀来替代。这也是现实中经常出现的情况，这时候一般大家听从医生的安排就可以了。

总之，如果服用某种他汀类降脂药时降脂效果不错，血脂也能达标，同时没有不良反应出现，是不需要定期换药的。而如果降脂效果不佳，或者出现了严重的不良反应，则可能需要在医生的指导下进行他汀类降脂药物的调整。

五、吃他汀类降脂药的"3 个重要事项"

他汀类降脂药已经成为时下最为热门的药物之一，可以说现在吃他汀类降脂药的人数已经超过了吃阿司匹林的，他汀类降脂药已经成为现阶段中国人吃得最多的一类药物。但是吃他汀类降脂药有一些重要事项需要大家注意。

1. 什么时间吃他汀类降脂药

要说清楚这个问题，首先要介绍一种负责形成胆固醇的酶，它就是大名鼎鼎的 HMG-COA 还原酶，他汀类降脂药就是通过控制这个酶来实现降低血脂，尤其是降低低密度脂蛋白胆固醇的效果的。而这个酶是个"夜猫子"，晚上最为活跃，这也是人体内的胆固醇都是在晚上合成的原因。所以，想控制活跃状态下的 HMG-COA 还原酶，一些药物半衰期短的他汀类药物，比说辛伐他汀、普伐他汀、洛伐他汀、氟伐他汀，就需要在晚上吃才能达到最大的降脂效果。而长效他汀，比如瑞舒伐他汀、阿托伐他汀和匹伐他汀，其实任何时间吃都可以抑制 HMG-COA 还原酶。

那么为什么还要让大家平时在晚上吃呢？因为短效他汀，比如说辛伐他汀，是最早用于临床的，所以就留下来这么一个约定俗成的习惯。同时，医生们有时候担心跟患者解释得太烦琐，一些老年患者记忆力差，也记不住，于是为了避免吃短效他汀的人搞错，大多数医生就统一告诉患者吃他汀要在晚上进行，这样即使吃的是短效他汀，也不会因为服药时间有错导致降脂效果降低。简单说，晚上吃他汀能起到最大的降脂效果，大多数人大多数情况下，吃他汀类降脂药需要在晚上进行。

2. 不同的他汀有不同的特点，要根据情况选择

不同的他汀有着不同的特性，比如有些他汀属于脂溶性他汀，经过肝脏代谢，最有代表性的就是阿托伐他汀、辛伐他汀；而以瑞舒伐他汀为代表的水溶性他汀，虽说还是经过肝脏代谢，但是因为其水溶性特点，它的一部分代谢产物会经过肾脏排泄；而匹伐他汀对血糖影响小；普伐他汀不经过经典的细胞色素酶 P450 3A4 酶系统代谢，可以作为其他他汀的有力补充；而血脂康作为中国

特有的一种"他汀",副作用较小。

所以,患者要根据自己病情的特点进行选择,不能千篇一律。大家一定要在专业医生的指导下选择适合自己的他汀类降脂药物,千万不要人云亦云,看到别人吃什么,自己就跟着学。

3. 他汀和饮食有什么关系

前面我说过,吃经过细胞色素酶 P450 3A4 代谢的他汀,比如说阿托伐他汀、辛伐他汀、洛伐他汀的同时,不建议吃西柚这类水果。主要原因是西柚可能会干扰这些药物经过细胞色素酶 P450 3A4 代谢,进而增加药物副作用的发生。

其实对于吃他汀类降脂药还有其他的一些饮食方面的注意事项,比如说血脂康这类药物尽量在餐后服用,这样可以降低胃部不适等不良反应的发生率。

六、他汀类降脂药的好帮手——胆固醇吸收抑制剂(依折麦布、海博麦布)

这些年来,一类新药默默走进了心脑血管疾病和高脂血症患者的生活中,没错,这就是依折麦布和海博麦布。注意,不是"一折卖布",跟布头没关系,这里说的是一种降血脂药——胆固醇吸收抑制剂。为了方便大家听懂，咱们下面以依折麦布这个药为例进行讲解。

依折麦布这个药不是"王者"，或者说它不是"主角"，但它是一个最有用的"宰相"，也可以说它是"黄金配角"。国内医学把中药分成君臣佐使，如果把他汀看作君药，也就是降脂药中的"皇上"，那依折麦布就是臣药，它就是降脂药中的"宰相"。再打个通俗的比方，它们之间的关系就像相声演员郭德纲先生和于谦大爷之间的关系，一个是妥妥的"相声国王"，一个是稳稳的"相声宰相"。

随着我们国家心脑血管疾病患者越来越多，需要吃他汀类降脂药的人也越来越多。大部分人吃他汀类降脂药可以解决问题，但还有一部分人吃他汀类降脂药不能解决问题。这些人有的是吃了他汀类降脂药后，低密度脂蛋白胆固醇有所降低，但是仍不能达标。有的是吃了他汀类降脂药后身体不耐受，出现了副作用，不是转氨酶升高，就是肌酸激酶升高。于是医学界的精英们就开始投入更多精力来研发新型降血脂药物。在众多新型降血脂药物中，不得不说依折麦布是一个比较成熟的选择。这些年，依折麦布已经被越来越多地用来配合他汀类降脂药来降低低密度脂蛋白胆固醇，效果还不错，同时副作用发生率比较低。

依折麦布降低胆固醇的机制不同于他汀类降脂药。他汀类降脂药主要是通过抑制肝脏合成胆固醇来达到降低低密度脂蛋白胆固醇的效果，而依折麦布主要是通过减少肠道对胆固醇的吸收来降低胆固醇的。肝脏合成的胆固醇占人体胆固醇的 70% 左右，而剩下的 30% 则来自肠道对于胆固醇的吸收。大家注意，这 30% 肠道吸收来的胆固醇还要分成两部分，一部分来自我们吃的食物，另外一部分来自肝肠循环——肝脏合成的胆固醇除了供人体利用，有一部分还会经过胆汁排入肠道，肠道再次吸收，就形成了所谓的肝肠循环。依折麦布除了抑制肠道吸收吃进去的胆固醇，还能抑制肝肠循环对于胆固醇的再次吸收。通过抑制这两个通路中肠道对于胆固醇的吸收，依折麦布将人体的胆固醇水平进一步降低 20% ~ 30%。这也是依折麦布常常配合他汀类降脂药同时使用的重要原因。

说到胆固醇的吸收，不得不说一个肠道蛋白受体，就是 NPC1L1 蛋白受体。这个蛋白受体可以表达在小肠上皮细胞的刷状缘膜上作为胆固醇的转运蛋白，促进胆固醇在肠道的吸收。而依折麦布就可以作用于肠道的 NPC1L1 蛋白受体，通过抑制这个蛋白受体来降低胆固醇的吸收。

现阶段更多的研究发现，他汀类降脂药联合依折麦布的治疗方案可以更加有效地降低低密度脂蛋白胆固醇。甚至有研究显示，他汀类降脂药联合依折麦布的效果明显优于单独使用他汀类降脂药，而且副作用少。而他汀类降脂药联合 10mg 依折麦布的方案可以让低密度脂蛋白胆固醇进一步降低 20% ~ 30%，这明显优于成倍增加他汀类降脂药使用剂量的做法。他汀类降脂药加倍使用只能让低密度脂蛋白胆固醇进一步降低 6%，这就是医学界所说的"他汀加倍 6% 效应"。

依折麦布另外一个优势就是安全性较高。很多医学研究显示，依折麦布不会明显增加肝功能损伤、肌肉损伤、肿瘤、糖尿病的发生率。这一点上，可以说依折麦布完胜他汀类降脂药，大家可以放心地在医生指导下使用依折麦布这类药物。

总而言之，依折麦布、海博麦布这类胆固醇吸收抑制剂的确是一种比较好的降血脂"助手"。它们和他汀类降脂药联合使用之后，的确可以进一步降低低密度脂蛋白胆固醇，进而降低心脑血管疾病的发生率，而且可以一定程度地改善心脑血管疾病患者的预后。另外，这类药相对比较安全。所以说，对于那些使用他汀类降脂药仍不能有效降低低密度脂蛋白胆固醇的患者，可以考虑在医生指导下优先考虑加用依折麦布这类胆固醇吸收抑制剂，它的确是一个不错的选择。

七、降脂药中的"核武器"——PCSK9 抑制剂，并非"降血脂疫苗"

其实这些年血脂领域最引人瞩目的还是 PCSK9 抑制剂的使用。这类药常常被普通大众说成"降血脂疫苗""降血脂针"。很多人也都非常关注这类药物，张大夫详细给大家说说。

首先给大家说说 PCSK9 抑制剂是如何起作用的。这个话题说起来比较艰涩难懂，但是我也要尽量简单讲一下。

PCSK9 这种物质主要在肝脏内质网合成，在高尔基体内乙酰化后分泌至血液中。PCSK9 可降解低密度脂蛋白受体，使低密度脂蛋白胆固醇不能被及时清除，从而导致低密度脂蛋白胆固醇异常升高。PCSK9 抑制剂就是抑制 PCSK9 这种物质，从而使得低密度脂蛋白受体降解减少，进而使低密度脂蛋白胆固醇被更多地清除代谢，从而达到降低低密度脂蛋白胆固醇的效果。

但是，严格讲 PCSK9 抑制剂其实并不是什么"降血脂疫苗"，而是一种给药方式类似疫苗的注射针剂降脂药，这一点大家一定要清楚。以中国现阶段常常使用的 PCSK9 抑制剂依洛尤单抗和阿利西尤单抗为例，目前的给药方式都是注射给药，这可能就是人们管它叫"疫苗"的原因吧。目前这两种药物基本上都是每 2 周注射 1 次，有些患者可以在医生指导下延长一点注射的间隔时间，但需要具体情况具体分析。2023 年 10 月 14 日，我国大陆地区开出了第一针"半年打一针的降脂针"，也就是小干扰 RNA 制剂——英克司兰，这也算一种有效的降血脂药物。它也是通过注射的方式给药，半年打一次，更加方便患者使用，但是价格较贵。

PCSK9 抑制剂降低低密度脂蛋白胆固醇作用明显，如果把他汀类降脂药和依折麦布比喻成现代战争中的飞机大炮，那么 PCSK9 抑制剂甚至可以说成是"核武器"。因为基本上它一出手，低密度脂蛋白胆固醇就能降低 50% ~ 70%，效果比较明显。但它的价格暂时还比较贵，尤其是半年打一针的英克司兰还没进入医保，价格比较高也是事实。所以，现阶段我们一般不把这类降脂药作为降血脂的首选，只有那些不得不用的患者，比如使用他汀类降脂药和依折麦布效果不佳或副作用严重的高危患者，或家族性高胆固醇血症患者，才考虑使用这类药物。同时还要特别指出，PCSK9 抑制剂很多时候还是要尽量联合他汀类降脂药来使用，因为他汀还是治疗心脑血管疾病的基石药物，这一点不容置疑。最后再次嘱咐大家，这类药物的使用一定要在专业医生的指导下进行，切勿自行使用。

PCSK9 抑制剂一般使用的是一次性预充式自动注射器，在腹部、大腿或上臂非柔软、瘀青、红肿或变硬的部位进行注射。常见的不良反应表现为皮肤过敏、鼻咽炎、背痛、流感、上呼吸道感染、注射部位的不良反应等。特别要指出的是，对此类药物过敏的人不能用，同时这类药物尚无在孕妇人群中的应用数据。

第 7 章

人类经典医学研究

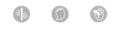

严格讲，人类医学的巨大进步大多数发生在第二次世界大战之后，这期间的一些经典医学研究使人类医学有了巨大的进步，同时让人类的平均寿命得到了明显的延长。尤其是在一些慢性病预防和治疗方面，这些经典研究立下了汗马功劳。下面我就来介绍一下这些经典人类医学研究。介绍这些医学研究的主要目的就是让大家了解如何才能避免慢性病，尤其是高血压、糖尿病、高脂血症、心脑血管疾病等慢性疾病的发生和发展，学会控制它们的危害。

一、弗雷明汉心脏研究——从此，人类开始长寿了

对高血压、高脂血症等慢性病的认识源自我国的医学著作《黄

帝内经》，其中对高血压的描述是这样的："咸者，脉弦也。"就是说，常吃咸味食物的人、吃盐多的人，血压要更高一些，在脉搏上会表现为医学中所说的"弦脉"。

现代医学认识高血压的时间不长，是从第二次世界大战结束后才逐步认识高血压的。第二次世界大战结束后，美国总统罗斯福、英国首相丘吉尔、苏联领导人斯大林召开雅尔塔会议。在这次会议期间，罗斯福就一直深受高血压之苦，但是无奈的是当年他的私人医生是一名耳鼻喉医生，所以一直坚持认为血压升高是机体正常的代偿，是一种有益的保护性反应，不用治疗。他的医生还坚持认为，罗斯福总统每天脸色红扑扑的，血压一测都是偏高的，这是健康的一种表现。而英国首相丘吉尔的私人医生是一名内科医生，当时他就预言罗斯福将不久于人世，因为血压太高了。结果就在雅尔塔会议结束后不久，罗斯福总统就因为高血压导致的脑出血病逝了。

其实罗斯福总统也不是一开始就血压高，据一些报道提示，罗斯福总统的高血压开始于 1935 年，从最初的 136/78mmHg 升至两年后的 162/98mmHg。1944 年竞选总统时，他的血压达到 200/105mmHg，最高时更是达到了 260/150mmHg！这也为罗斯福总统后来发生脑出血埋下了隐患和祸根。

罗斯福总统去世后，这件事深深触动了罗斯福家族。于是，罗斯福家族资助了人类医学史上著名的弗雷明汉心脏研究。这项研究是迄今为止持续时间最长的医学研究，涉及的领域也比较宽泛，实现的成果也很有价值。这项研究侧重于对众多现代人的慢性疾病，尤其是心脑血管疾病进行研究，针对很多慢性病如何应对给出了有力的解决方案。比如说，弗雷明汉心脏研究当时就发现，胆固醇与心脑血管疾病的发生戚戚相关，胆固醇每升高 1%，冠心病发生率就升高 2%。它甚至得出了"没有胆固醇，就没有冠心病"的结论。

这件事也迫使美国社会重新审视高血压、高脂血症这些慢性疾病。他们原以为并无大碍的慢性疾病，最终对人们的健康造成了巨大伤害。随着这项研究的深入，高血压、高血脂、糖尿病等慢性病的真实危害开始逐渐进入大众视线，人们开始重视起来了。为此，美国还颁布了《国家心脏法案》，成立国家心脏研究所。同时，随着研究的进展，人们对血脂、血糖等心血管危险因素的认识也越来越深入，所以有了后来对于血脂、血糖等指标的控制。对于这一切我们都应该感谢弗雷明汉心脏研究，它的确可以被称为"里程碑式的医学研究"。

二、北欧辛伐他汀生存率研究（4S 研究）——开启人类的他汀时代，新纪元从此开始

现在很多人尤其是很多中老年人需要控制血脂，都在吃他汀这类降血脂药物。可是你知道吗，就在二十世纪七八十年代，他汀类降脂药还没有被广泛使用，人类对心脑血管疾病还没有找到

特别好的解决方案，直到"北欧辛伐他汀生存率研究"这项医学研究的出现。

北欧辛伐他汀生存率研究入选了 4444 名冠心病患者，这些冠心病患者血脂也偏高。他们被随机分为两组，一组口服辛伐他汀，一组使用安慰剂（非药物）。

在随后五年多的时间里，研究者不断随访这些受试者。结果发现，口服辛伐他汀的这一组，在不良反应可控的前提下，死于冠心病的患者明显少于安慰剂组。这项试验最终说明了，对于冠心病患者来说，口服辛伐他汀是安全的，同时也说明口服辛伐他汀可以大幅度提升冠心病患者的生存率。

这项试验是人类第一次应用他汀类药物做的临床试验，研究结果不仅证明了使用他汀类降脂药可以通过降低低密度脂蛋白胆固醇来减少人类心脑血管疾病的发生率，还证明了他汀类降脂药的确能延长冠心病患者的寿命。可以说，北欧辛伐他汀生存率研究是人类防治心脑血管疾病的里程碑，开创了人类广泛使用他汀类降脂药控制心脑血管疾病的新纪元。

三、血脂研究诊所冠心病一级预防试验

如何才能使急性心肌梗死、心绞痛等冠心病不发生或者少发生？如何才能让冠心病这个恶魔不再困扰人类？这是人类医学一

直以来努力研究的方向。在这个过程中，有很多著名的试验在为我们指明方向，比如血脂研究诊所冠心病一级预防试验。

血脂研究诊所冠心病一级预防试验（LRC–CPPT）是在 1984 年进行的一项试验。当时他汀类降脂药还没有出现，医学界想通过降低低密度脂蛋白胆固醇来预防冠心病，使用的是胆汁酸螯合剂来降低低密度脂蛋白胆固醇。

这项试验是一项多中心、随机双盲研究，有 3806 个血脂升高的中年男性入选。没错，还是中年男性，人类心脑血管疾病试验都钟情于中年男性，这已经是大家都熟知的事情了，因为中年男性爱折腾，生活习惯不健康，再加上没有雌激素的保护，所以他们更容易患急性心肌梗死、猝死、脑梗死等严重心脑血管疾病。这 3806 个血脂升高的中年男性被随机分为两组，一组给胆汁酸螯合剂降低低密度脂蛋白胆固醇，另外一组不给。随后随访 7 年时间。

结果显示，经过降低低密度脂蛋白胆固醇处理的这一组，冠心病发生率明显降低。想想这项试验使用的还不是他汀类药物，而是现在已经不再使用的胆汁酸螯合剂，并能达到这个效果。那么对于今天冠心病高危人群来说，需不需要吃他汀类降脂药就可想而知了。

总之，对于预防冠心病，人类已经有了足够的经验：良好的生活方式，外加必要的药物干预，比如说对高危人群使用他汀类降脂药，就一定能让冠心病不发生或者少发生。

四、赫尔辛基心脏研究

在探索如何攻克心脑血管疾病的路上，人类一直在不断地努力。时至今日，很多经典的试验仍对我们有巨大的启示意义。下面给大家介绍的是赫尔辛基心脏研究，看完这部分内容，你可能就明白应该怎么生活才更健康了。

赫尔辛基心脏研究也是在 20 世纪做的，试验入选了 4081 名没有任何症状的高脂血症患者，这些患者都是中年男性（40 ～ 55 岁），且都有生活方式不好导致的血脂高。对于这些入选的高脂血症患者，研究采用随机双盲的方法，将他们分为两组。一组是改变他们的生活方式，同时给予药物干预降低血脂，另外一组则采取放任的方式，不对入选者做任何干预。随后随访 5 年时间，看看这些人到底会有什么变化。

在随后的 5 年里，生活方式改变和接受药物干预的这一组男性，冠心病发生率明显降低。而没有进行任何处理的那一组，冠心病发生率明显高于处理组。

其实，在做这项试验的时候，还没有出现他汀这类经典降脂药物，使用的是现在已经不怎么使用的其他药物。想想如果当年使用的是他汀类降脂药物，试验结果会不会更加理想？我想这是不言而喻的。

总之，这项人类医学史上的经典试验对于大家的启示作用是很大的，希望大家读完了之后能够有所收获，尽早开始管理自己的生活方式。

五、多危险因素干预试验

我平时建议大家改善生活方式，同时还要控制血脂、血压和戒烟，如果这些都做到了，是不是真的能够受益，能延年益寿呢？今天给大家介绍的这项试验——多危险因素干预试验（MRFIT），可能会让你找到答案。

在 20 世纪 70 年代，美国经济经历着大发展，人们的生活方式也经历着大转变。可以说家家户户都有车，吃很多高脂、高蛋白的食物，吸烟的人也越来越多，尤其在男性群体中，更是非常普遍。为了明确这些不健康生活方式和人类健康的关系，美国在 1973 年开始了一项被称为"多危险因素干预试验"的研究，目的就是想看看高血压、高脂血症和吸烟与心脑血管疾病有什么关系。

这项试验选择了 12,866 名美国男性，这些人有 3 个共同特点：吸烟、血压高、血脂高。试验将这些人随机分为两组。一组改善生活方式，积极控制血压、血脂和戒烟；另外一组该吃吃该喝喝，什么都不耽误。随后的 7 年间，对这些人随访观察。

结果显示，积极改善生活方式的那一组人均寿命长，更加健康，同时冠心病导致的死亡率降低了 49%！

更加通俗地说，这表示如果你有一个健康的生活方式，不吸烟，且血压、血脂都正常，那心脑血管疾病找上你的概率就小多了。

六、洛杉矶退伍军人试验

我平时总是让大家注意改善饮食方式，比如说少吃高糖和高饱和脂肪酸的食物，限制胆固醇的摄入量。那么这些说法到底有没有道理和根据？今天就以美国 1959 年的一项研究——洛杉矶退伍军人试验作为角度谈一谈这个问题。

1959 年的美国经历着经济的高速发展，人们的生活也逐渐好起来了，生活方式也随之发生了巨大变化，但是在这背后，一个幽灵正在悄悄逼近，它就是"心脑血管疾病"。

这项试验也就是在这个大背景下应运而生的。它选了 846 名血脂升高的男性退伍军人，分为两组，采用随机双盲对照方法。一组进行饮食干预，主要就是降低富含饱和脂肪酸的食物（猪、牛、羊的脂肪）和富含胆固醇的食物（鱼子、蛋黄等）的摄入，代之以富含不饱和脂肪酸的食物（海鱼或者植物油等）的摄入。另外一组不改变原有的饮食习惯。

在随后的 8 年时间里，研究者不断随访这些受试者，结果显示，饮食得到控制的这一组，心脑血管疾病发生率明显降低，没有控制饮食的这一组则相反。而且这项试验还惊奇地发现，控制饮食的这一组连癌症肿瘤的发生率都降低了。不得不说，科学饮食对人类寿命真的起着重要的作用。

总结一下，其实美国之所以要做这样一项试验研究，主要是因为当时美国心脑血管疾病大爆发。对于今天的中国人来说，这项试验也同样有着深刻的意义和警示作用，希望它能帮助大家正确认识健康饮食等健康的生活方式对于健康的重要性。

七、奥斯陆一级预防试验

第二次世界大战之后，欧美社会都进入了心脑血管疾病高发的阶段，尤其是高血压、急性心肌梗死和脑梗死，成了困扰欧美社会的可怕幽灵。

在这场浪潮中受灾最严重的就是美国和北欧的一些国家。在当时，欧美社会也很纳闷，为什么人们日子越来越好，这类疾病的发生率却越来越高呢？

20世纪六七十年代，挪威这个北欧发达国家也经历着这么一场浪潮。尤其是在挪威的首都奥斯陆，很多人整天喝酒、抽烟、吃肉，结果导致心脑血管疾病发生率极高，死于心脑血管疾病的人也是越来越多。

在这个大背景下，挪威在1973年开展了后来闻名于世的"奥斯陆一级预防试验"。奥斯陆一级预防试验的研究方法是从奥斯陆的16,202名高脂血症患者中筛选出1232名男性患者，他们的共同特点就是爱抽烟、喝酒、吃肉。随后分为两组，一组进行饮食和戒烟干预，让他们戒烟，同时要他们少吃富含饱和脂肪酸和胆固醇的食物（猪牛羊的肥肉、鱼子和蛋黄等），代之以富含不饱和脂肪酸的食物（海鱼、橄榄油等）。另外一组不加

任何干预，让他们继续抽烟喝酒吃肥肉。这两组患者在随后的
5 年里一直被追踪随访。

5 年后，试验结果公布，戒烟外加改善饮食习惯的那一组，发
生心脑血管疾病的概率明显降低，而且发生高脂血症、糖尿病、高
血压的概率也明显降低；而没有进行干预的那一组则正相反，发
生心脑血管疾病、高脂血症、糖尿病和高血压的概率明显上升。两
组人的健康状况形成的对比十分明显。

设想一下，如果 1973 年你就生活在挪威奥斯陆，你会愿意加
入这项医学研究吗？如果可以选择，你想被分入哪一组？

八、世界卫生组织欧洲协作研究

说了这么多欧美医学试验，还没说到大家都熟悉的世界卫生
组织，下面就给大家介绍世界卫生组织主导的欧洲协作研究。

这项被称为"世界卫生组织欧洲协作研究"的试验，其大背
景也是 20 世纪 70 年代。当时的欧美世界心脑血管疾病高发，成
了夺走人们生命的"第一杀手"。鉴于此，世界卫生组织在当时的
美国、比利时、意大利、波兰开展了这项研究，主要目的是探究
导致心脑血管疾病高发的原因。

这项试验选了 6 万名受试者，都是中年男性（40 ~ 59 岁），入
选标准简单说就是抽烟喝酒吃肉导致血脂血压都有异常的男人。受
试者被随机分成两组，一组实行健康的生活方式（科学的饮食和运

动、减肥、戒烟、不熬夜），总之怎么健康怎么来，另外一组则不加任何控制，让这些人继续原有的生活方式，怎么高兴怎么来。

闲话不多说，这个试验随访了 6 年，结果显示采用健康生活方式这一组的受试者寿命明显延长，心脑血管疾病发生率明显降低。没有采取任何处理措施的那一组则相反，很多人早早就离开了人世。

总之，世界卫生组织的这项研究再次证明，健康的生活方式可以减少和延缓心脑血管疾病的发生和发展，希望大家都能重视起来，因为这都是用生命作代价换就的真理。

九、大庆研究

前面说了这么多国外研究，很多朋友会说："总是说国外的医学研究，整天跟着别人走，难道咱们中国医学界就没有自己的经典医学研究吗？"

我个人不同意这个说法，今天就给大家介绍一项对世界医学界产生深远影响的中国医学研究——大庆糖尿病预防研究。

《中国大庆糖尿病预防研究》第一次发表在国际顶级期刊上是 1997 年的事情了，首发期刊是《糖尿病管理治疗》(*Diabetes Care*)。在随后的 22 年间，大庆研究的随访结果又分别于 2008 年和 2014 年发表在《柳叶刀》和《柳叶刀》的子刊上。大庆研究因其突出的贡献，和芬兰糖尿病预防研究、美国糖尿病预防计划并列被誉为"世界糖尿病一级预防研究的里程碑"。

大庆研究选了 577 位还没有诊断为糖尿病，但是血糖已经发生异常的糖耐量受损患者。这些人被分为两组，一组给予生活方式干预，比如说戒烟限酒、控制饮食、增加运动量等，另外一组作为对照组，不进行任何干预。历经 20 多年的随访研究，研究最终发现，生活方式的改善能够降低糖尿病发生率、心血管疾病死亡率以及全因死亡率。

大庆研究 20 余年的研究历程以中国人自己的经验向世界再次证明：简单、易行的生活方式改善对于慢性疾病的控制是有明显作用的。值得中国医学界骄傲的是，每次国际学术会议召开期间，只要提到糖尿病的预防，大庆研究总被提起。同时不得不说的是，另外一项被提及的研究是近几年同样来自中国的经典研究——中国糖尿病预防研究（CDPP 研究），这项研究也是继大庆研究之后，中国医学界再次对人类医学界做出的巨大贡献。

在这里，我们要向那些曾经为人类健康做出贡献的科学家、研究者、医务工作者和所有参与其中的人们致敬，感谢他们为人类健康所做的一切。

第8章

吃出健康

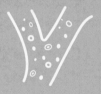

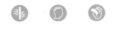

"张大夫，您给我们讲了那么多普通人需要了解的血脂相关的健康知识，大家都很受益。但是，您能不能再给我们讲讲与血脂相关的饮食健康知识呢？我们很想了解这些。"刘大姐进诊室后这样问我。

其实我知道，刘大姐所说的饮食健康知识的确是很多人都关注的问题，因为这些知识和老百姓息息相关。所以，在这本以血脂为主题的书里，我也想跟大家多多交流一下这方面的内容，权当抛砖引玉吧。希望更多人都能有一个健康的饮食习惯。

一、一日三餐怎么吃更科学

今天就来给大家说一说每个人一生中都在不断重复的一日

三餐。

一日三餐是人类千百万年以来在日常生活中慢慢形成的生活习惯，也是人们健康生活的物质基础。咱们说的规律进餐是指一日三餐、定时定量、饮食有度，这是人类健康生活方式的重要组成部分。今天我们详细讲一讲如何合理安排好一日三餐这个话题。

1. 一日三餐什么时候吃

一般说来，大家上班和上学的时间都相对固定，综合考虑人体消化系统生理特点和日常生活习惯，应该坚持每天都进行一日三餐的饮食习惯。相对来讲，很多过午不食之类的观念，并不是最健康的健康理念，不适合绝大多数人。

咱们说的一日三餐，其中连续的两餐之间最好间隔 4 ~ 6 小时。早餐尽量安排在 6：30—8：30，午餐尽量安排在 11：30—13：30，而晚餐尽量安排在 18：00—20：00 为宜。进餐时间尽量别太早，也别太晚（适合中国大陆内陆无时差地区）。

2. 吃饭时间多长比较合适

说到吃饭时间，除了几点吃，还有一个问题就是吃饭吃多长时间比较好，这方面我们不建议大家吃得太快，也不建议大家吃得太慢。用餐时间太短，狼吞虎咽，不但不能充分享受食物味道，也不利于消化液的分泌以及和食物的充分混合，进而会影响消化；而用餐时间太长，过度细嚼慢咽，则容易引起过量的食物摄入。一般建议大家每餐用餐时间为 20 分钟左右，这样基本就不会吃得太快，也不会吃得太慢。

其实，除了对用餐时间的关注，大众更关注的是一日三餐怎么吃更科学，下面几点就开始介绍这一部分。

3. 一日三餐如何分配

在一日三餐如何分配这个问题上，《中国居民膳食指南（2022）》中的介绍是，早餐摄入能量占一天总能量的 25%～30%，午餐占 30%～40%，晚餐占 30%～35%。但是，张大夫的个人经验是，我早餐会吃得更多一点，晚餐吃得少一点，也就是早餐摄入能量占一天总能量的 30%～40%，午餐占 30%～40%，晚餐占 20%～30%。因为我上午的工作比较多，早晨多吃点也没事，而晚上控制一下食物摄入量，对于控制体重相对比较有利。也就是说，在《中国居民膳食指南（2022）》的基础上，大家可以根据个人实际情况适当调节早餐与晚餐的比例，但这个调节主要是早餐增多和晚餐减少，而午餐则保持不变。

4. 一日三餐吃什么好

早餐：早餐很重要，因为这是我们提高上午工作效率、健康生活的有效物质保证。现实生活中，很多人不重视早餐，随便吃一口，甚至不吃早餐，这其实是大错特错的。大家尽量给早餐留出充足的时间，早餐种类也要尽量丰富。

　　早餐的食物应尽量包括谷薯类食物、蔬菜水果、肉、奶、蛋、坚果等食材。一般说来，可以包括 2 两的主食，比如说馒头、面包、面条、粥等，再加上 2 两蔬菜和 1 ～ 2 两水果，以及适量的优质蛋白质，比如说鱼肉、牛肉、鸡蛋、豆腐脑等，还可以在早晨吃 15 ～ 20g 的坚果。同时，因为不同人上午劳动量不同，可以对早餐进行适合自己情况的调整，比如说我就会多吃点肉和主食，因为上午如果出门诊会比较累，需要消耗更多能量。

　　午餐：午餐是一日三餐中起到承上启下作用的一餐，不仅要补充上午消耗的能量，还要为下午供能，所以午餐一定要吃饱。一般说来，午餐的主食可以在 3 ～ 4 两左右，而蔬菜是必不可少的，尽量选择 2 ～ 3 两蔬菜、1 ～ 2 两肉食，肉食尽量不选油炸的和腌制的，豆制品可以选择 1 两左右的豆腐，有条件的话尽量还要再吃一些水果。午餐应该是我们一天中最丰盛的一餐，但是也要注意尽量少吃高盐、高脂、高糖的食物。

　　晚餐：晚餐的整体原则是尽量清淡，而且要好消化，同时能量不要太高。因为绝大多数人晚上不再需要工作和学习了，身体对能量的消耗也明显降低了。如果晚上吃得太油腻、能量太高，很可能会延长消化时间，影响睡眠，同时造成肥胖等代谢类健康问题的出现。

　　以上介绍的一日三餐中，主食的选择上特别提醒大家一句，不管哪一餐的主食，大家尽量粗细搭配，同时用尽量多的全谷类食物和薯类食物代替精米白面等精细粮食，因为这些食物在增加饱腹感的同时，能量又低一些，同时还能促进胃肠道蠕动，补充各种维生素。

总而言之，张之瀛大夫建议要吃好我们的一日三餐，因为一日三餐吃得好了、吃得健康，人才能有精神，才能身体好，才能做好工作和学习。您说对吗？

二、如何做到"食不过量"

"张大夫，我知道我胖的原因就是吃得太多！那您给我说说，我怎么吃才能做到少吃点儿，不吃那么多呢？"李大姐四十多岁，身形比较富态，进诊室后第一个问题就如此接地气。那张大夫今天就详细解答一下这个问题。

适量地摄入食物是保持人体健康的重要一环。但是，现阶段我国人民主要存在的健康问题就是美味食物吃得太多，导致通过食物摄入的能量过多。身体摄入的能量长期大于消耗的能量，就会带来肥胖、代谢类疾病，甚至心脑血管疾病等严重健康问题。这也是自从经济条件改善以来，我国人民面对的主要健康问题，所以今天张之瀛大夫就来说说如何做到摄入的食物不过量。

1. 什么是"食不过量"

严谨讲，食不过量是指每天吃进身体的食物总能量不要超过每天消耗的总能量，因为长期摄入量超标，慢慢地人就会发生体重超标，甚至肥胖。看到这里，很多人会问，那是不是只要注意少吃点就行了？其实这一点正好也是我要重点提醒大家的——也不要过度控制饮食，我们摄入的食物总能量最好不要低于身体的生理需求量。

一般说来，不同食物提供的能量不同。蔬菜饱腹感强，但多数属于低能量食物，高碳水的主食和肉类食物则多数属于高能量食物，吃的时候要注意适量。所以，大家要想让能量摄入合理，就要做好食物的合理搭配，注意高能量食材适量摄入，不要过度食用。

2. 7 个小窍门，让你轻松做到"食不过量"

◆ 每餐都注意不吃 10 分饱，只吃 7 ~ 8 分饱，因为很多时候吃 10 分饱代表食物已经摄入过量。

◆ 尽量按时定量用餐，或者说定时定量吃饭，这样可以有效避免过度饥饿带来的过量饮食。

◆ 减少能量过高的食物摄入，特别要注意高脂肪、高糖的食物，这些食物长期吃太多，容易让人发胖。

◆ 少吃深加工类的食物，比如说肉罐头、火腿肠等，购买前可以看一下配料表，能量太高的尽量少吃。

◆ 减少外出去饭店或者酒店就餐。饭店做的菜油大、糖多、盐也多，虽然好吃，但是长期吃这样的饭菜很容易让人发胖和出现更多健康问题。

◆ 吃饭尽量细嚼慢咽，速度不要太快，也不要太慢。因为吃太快，很容易狼吞虎咽地摄入过多食物，吃太慢也容易吃过多食物。一般建议大家将每餐吃饭时间控制在20分钟左右。

◆ 在吃饭时，除了注意控制在7~8分饱，还有一个更实用的办法，就是每餐注意尽量少吃1~2口，如果能保持这种饮食变化，日积月累，体重就可以有一个明显的降低，对于控制体重非常有帮助。

总而言之，现阶段中国人普遍面对和担心的健康问题就是吃得太多。大家想要健康，很多时候还是要控制好每天的食物摄入量，尤其是总能量摄入量，这其实也是控制体重的根本所在。

三、主食怎么吃更健康

我们周围超重和肥胖的发生率越来越高，对此很多人都感同身受。而超重和肥胖的人多了，发生急性心肌梗死、脑梗死等严重心脑血管疾病的人也就随之增加了。

肥胖人增多的原因很多，其中一个很重要的因素是我们吃得不健康。而在这一点上，我们中国人有个通病，就是精米和白面等高碳水食物吃得太多。这也为我们越来越高的超重和肥胖比例埋下了祸根。

1.　中国人精米和白面吃得太多了

中国人爱吃精米白面，这是不争的事实。以前我们日子过得不富裕，很多人一年吃不上几次米和面，净吃窝头和粗粮了。而自从改革开放以来，中国人的日子变好了，可以常年吃、每天吃到大米饭、大馒头、面条、包子和饺子等精米白面做的食物了。

很多人觉得过这种日子很幸福、很开心，这能理解。但是，这种日子过久了，健康问题也就随之而来了。人们发现身边超重、肥胖的人多了，高血糖、高血脂的人也多了。其实，这都跟我们吃了太多的精米白面这类高碳水食物有关。

不说别人，就说我大姨，一位地地道道的农村女性，她勤劳质朴，一生不吃肉。但即便这样，她仍旧存在肥胖问题。而且在肥胖之外，她的血糖和血脂都很高，空腹血糖高达 8mmol/L，甘油三酯高达 7.5mmol/L。她也觉得很冤枉：自己明明没吃什么大鱼大肉，怎么会这样呢？

我详细了解了她的饮食结构之后得出的结论是，她平时高碳水食物吃得太多，也就是精米白面吃得太多，才造成了这些健康问题。大家看看我大姨的食谱，是不是很具有中国饮食特色和代表性：

早晨吃油条，喝大米粥，外加一点小咸菜。

午餐吃大米饭或者大馒头，外加一点炒菜，喝一碗大米粥。

晚餐吃中午剩下的米饭、馒头和炒菜，喝两碗玉米面粥。

综合算下来，我大姨一天的主要能量供给来源于精米白面，其能量占比占了她总能量摄入的90%以上。而随之而来的健康问题就是，我大姨很胖，尤其是腹型肥胖严重，同时血糖高，甘油三酯也很高，这些健康问题都需要每天吃药解决。

解决这个问题的关键就是要让更多中国人意识到高碳水饮食会导致肥胖，从而让更多人调整饮食结构，降低自己日常饮食中精米白面的摄入量，尤其是降低其在总能量摄入中的占比。简单说，就是减少大米饭、大馒头、大包子、饺子的摄入量，尽量让食物摄入多元化、多样化。

2. 精米白面应该吃多少

看完了上面的这一部分，很多人都会产生疑问："既然吃精米白面这么不好，我们能不能直接不吃精米白面了，彻底不吃精米白面能更加健康吗？"

这个问题代表了很多人的心声。这里张大夫明确地告诉大家，完全不吃精米白面也不健康，也会产生很多健康问题。世界上很多医学研究都显示，碳水化合物的摄入和人的健康呈现U型曲线关系。说得通俗点，就是吃得多了和吃得少了一样，都会带来严重的健康问题。我建议，每天碳水化合物提供能量占每天摄入总能量的40%～70%比较好。

3. 精米白面吃少了总觉得饿怎么办

说到这里，很多人会问，精米白面吃少了，总觉得饿怎么办？关于这一点，建议大家可以考虑多吃全谷类食物和薯类食物，也就是以前我们经济不好的时候常吃的粗粮。这样会降低肥胖的发生率，也会降低心脑血管疾病等多种慢性病，甚至肿瘤癌症的发病率。这是已经被国内外很多医学研究所证实的结论。

4. 精米白面是不是营养价值更高

20 世纪 80 年代，很多时候我们还能吃到粗加工的"黑面"。但为了追求良好的口感，如今我们吃的米和面越来越精细，大家仔细留意的话，会发现现在的米面真的很白。这种精米白面的制作过程是对粮食的精细加工，它将谷物中的谷皮、糊粉层、胚芽层分离出去，只留下淀粉含量很高的胚乳层，口感进步的同时，营养含量却降低了，膳食纤维、B 族维生素和矿物质损失达到 80%，因而会导致维生素缺乏性疾病，比如说脚气病。

所以，要注意别吃得太精细，否则也会造成营养不良。尽量多吃点粗粮，才是健康的饮食习惯。

四、烹饪方式，对于健康的影响也很大

王阿姨刚走进我的诊室就问："张大夫，为什么同样是米做的饭，大白米饭却比糙米饭升血糖能力更强呢？"这是一个很好的问题，现在我详细给大家解释一下这其中的道理。

说到一种食物对于血糖的影响，既要看这种食物的血糖生成指数，也就是老百姓所说的升血糖能力，又要看我们对于这种食物的加工和烹饪方式。这里面的学问挺大，下面咱们一个一个详细讲解。

1. 食物的加工如何影响血糖

就拿大家最常吃的稻谷和小麦来说，越是精细加工，升高血糖的能力就越强。

比如小麦制品中，普通面条的血糖生成指数是 82；而全麦面条的血糖生成指数就降到了 37。

这种变化体现的是食物加工对于食物升血糖能力的影响。

简单说，谷类食物多数是加工越精细，升高血糖的能力越强。粗糙一点的加工方式可能对血糖会更好。

2. 烹饪方式如何影响血糖

在中国的北方地区，老百姓常说"稀汤烂饭"，说的就是把食物长时间加热来实现入口即化的口感。但是，很多人可

能没想到，这样烹饪出的食物对血糖的影响非常大，即使原
始食材很健康，经过这么一处理，其升高血糖的能力也会大
幅度增高。

有研究显示，蒸煮较烂的米粥，其升高血糖的能力远高于普
通的干米饭。长时间煮粥和加碱，在增加米粥黏稠度的同时，也
增加了粥的升血糖能力，这估计也是大家没有想到的。这就是食
物烹饪方式对于食物升血糖能力的巨大影响。

简单说，即使是同一种食物，只要被过度地烹饪，尤其是长
时间蒸煮，升高血糖的能力就有可能明显提高，这也是大家需要
注意的事情。

3.　食物搭配如何影响血糖

同样，食物的搭配对于血糖的影响也很大。这么说可能很
多人没有概念，我举个例子大家就明白了。比如说，一个糖尿
病患者吃几颗山楂不会对血糖产生比较大的影响，但如果把同
样的山楂做成糖葫芦再让糖尿病患者吃，那可能就会对他的血
糖产生比较大的影响。建议大家平时的饮食尽量将优质蛋白
质、碳水化合物、脂肪、蔬菜等各种食物以科学合理的配比进
行搭配，尽量不过度食用某一类食物，造成饮食的单一化，也
要减少高脂、高盐、高糖的食物搭配。

简单来说，平时吃饭尽量做到食物多样化，做到什么都吃，什

么都不多吃，同时要是能够合理配比和合理烹饪，那就更好了。

五、蛋白质食物，人体必需的营养物质，能提升免疫力

医生对一些身体虚弱的消耗类疾病患者和做完手术的患者，都会嘱咐："回家要注意多补充高蛋白的食物啊！"

但是在我们心脏内科，很多患者因为血脂高，就被身边人告诫要少吃肉，每次遇到这种情况，我都会告诉这些高脂血症患者，不但不能少吃肉，还要坚持每天吃富含蛋白质的食物，尤其是脂肪和胆固醇含量较低的肉食不可或缺，以免进入虚弱状态。

对于这类患者，为什么医生们要这么强调补充蛋白质的重要性呢？其实，这背后有一个很重要的健康常识——蛋白质和人体免疫力有着千丝万缕的密切联系。

很多人对于肉类食物有偏见，认为血脂升高是各种代谢类疾病的根源，吃肉则是导致血脂升高的罪魁祸首，因此要少吃肉。实际上，这种观点是大错特错的。首先，动物的瘦肉脂肪含量较低，可以适量吃。其次，人类现阶段摄取人体必需的蛋白质的主要途径就是吃肉。尤其一些消耗类疾病和做过手术的患者，他们身体内蛋白质消耗大，免疫力也比较低，正是需要摄入高蛋白类食物的时候，我们千万不能因为吃肉可能会升高胆固醇而否定它作为

高蛋白食物对健康的重要作用。

1. 蛋白质有哪些作用

第一，人体所有重要器官和组织，甚至细微到细胞层面，其功能和结构都离不开蛋白质，这也是提到人类所需的重要营养物质时必定会提到高蛋白质的原因。

中国营养学会建议，成年男性每天蛋白质摄入量是 65g，成年女性每天蛋白质摄入量是 55g，孕妇更有特殊推荐。同时建议广大中国居民每天摄入蛋白质的同时，也要尽量做到不同动植物蛋白合理搭配。不要只吃一种蛋白质来源食物，这样搭配着吃对人体健康更为有益。

第二，要每天吃含有蛋白质的食物，更重要的原因是蛋白质是构成我们身体免疫系统，比如说抗原、抗体的基本组成物质，它是我们身体免疫系统合成免疫细胞、发挥免疫作用最为基本的原材料。而蛋白质足量的供给能够有效保证免疫细胞更新升级和保持足够的数量，从而维持我们身体正常的免疫力，使其在对抗入侵的病毒、细菌、肿瘤细胞等坏物质的时候发挥正常的防御作用。

打个比方，如果我们把人体的免疫系统比喻成一支国家军队，那蛋白质就是组成军队的士兵每天吃的食物。只有食物充足，士兵们才能有劲打仗，才更容易打胜仗。所以说，这就是张大夫一直建议大家要重视每天摄入一定量富含蛋白质食物的原因。

2. 如何有效补充蛋白质呢

最直接的方式就是吃那些富含优质蛋白质的食物。而富含蛋白质的食物我们在前面讲过，就是牛奶、鱼、肉、鸡蛋和豆制品。

总而言之，无论是患有一些疾病的患者，还是健康成年人，每天摄入一定量的优质蛋白质，是对身体有益且必需的。

六、红皮鸡蛋、白皮鸡蛋、土鸡蛋、洋鸡蛋，哪一种更有营养

"张大夫，我们平时买鸡蛋，有的是红皮鸡蛋，有的是白皮鸡蛋，哪种鸡蛋更好一点儿，营养更丰富一点儿？"这是一位粉丝朋友给我提出的问题。其实，这也是生活中很多人想知道的一个问题。

1. 红皮鸡蛋和白皮鸡蛋

说到鸡蛋皮的颜色，大家都知道除了常见的褐色，还有红色和白色等，导致鸡蛋颜色不同的是一种被称为"卵壳卟啉"的物质。有些鸡的血液中由于血红蛋白的代谢可以产生这种物质，那么这种鸡产的蛋就是红皮鸡蛋；而有些鸡，比如说来航鸡、白洛克鸡等，因为不能产生这种物质，所以它们产的鸡蛋就呈白色。所以

说，鸡蛋的颜色完全由产蛋鸡的品种或者说遗传基因决定。

那么哪种颜色的鸡蛋营养价值更高？

早些年间有一种说法，说是红皮鸡蛋营养价值更高。其实，这种说法是不对的。按照《中国居民膳食指南（2022）》的介绍，红皮鸡蛋和白皮鸡蛋营养价值大致相当，没有太大区别，其蛋白质含量都是在 12% 左右，只不过红皮鸡蛋脂肪含量略高，达到了 10.5%，白皮鸡蛋则是 9%。

在大家都尽量少吃高脂肪食物的当下，我们再也不认为脂肪含量高的食物是营养更丰富的食物，所以不能说红皮鸡蛋比白皮鸡蛋营养价值高了。

2. 土鸡蛋和洋鸡蛋

"张大夫，我们平时买鸡蛋，有的是贵一点儿的走地鸡的土鸡蛋，有的是便宜一点儿的养殖场量产的洋鸡蛋，到底哪种鸡蛋更好一点儿，营养更加丰富一点儿呢？"这位粉丝朋友提出的问题同样也是很多人都关心的问题。

想要给大家说清楚这个问题，我们就要先说一说土鸡蛋和洋鸡蛋到底有什么不一样。

根据权威指南《中国居民膳食指南（2022）》，土鸡蛋就是完全散养、没有吃饲料长大的鸡生的蛋，这些鸡每天吃的是虫子、蔬菜、野菜、谷物。而洋鸡蛋简单说，就是养鸡场喂饲料养的鸡所产的蛋。

一般说来，洋鸡蛋个头比较大，但是蛋黄很多时候没有土鸡蛋大。这也导致了二者的营养价值产生了一定的差异。而按照权威指南《中国居民膳食指南（2022）》，较之洋鸡蛋，土鸡蛋的蛋白质、碳水化合物、胆固醇、钙、锌、铜、锰含量较高一些，而脂肪、维生素 A、维生素 B_2、烟酸、硒等含量较低，其他营养素则差别不大。不得不说的是，土鸡蛋的蛋黄更大，所以有时候胆固醇含量甚至可以高出洋鸡蛋 2 倍。在以前贫穷的年代，这可能是绝对的优势，但是在提倡少吃高胆固醇食物的当下，可能并不再是优势了。

总之，整体来讲，土鸡蛋、洋鸡蛋整体营养价值相差并没有大家想象的那么大，更多时候，大家需要注意的是适量吃新鲜的鸡蛋，这才是最好的选择。

七、如何吃蔬菜更健康

"张大夫，科普都说多吃蔬菜比较好。可是，应该怎么吃蔬菜比较好呢？吃多少、怎么吃这方面，您能给说说吗？"这是内蒙古一位粉丝朋友见到我之后问的第一个问题。

1. 蔬菜每天吃多少合适和怎样选择蔬菜

蔬菜是大家平时要注意每天都吃的食物，蔬菜摄入量建议每天≥300g（6两），其中深色蔬菜应占一半以上，也就是3两以上。同时注意，腌制的咸菜和酱菜等，因为多数含盐量比较高，所以尽量少吃。平时大家买蔬菜尽量注意以下几点：

（1）选择新鲜蔬菜

买菜是中国人日常生活的一部分。买菜最重要的就是要选择新鲜的蔬菜，因为新鲜蔬菜不但味道好，而且营养丰富。不新鲜的蔬菜，不但营养会流失，比如叶酸等维生素会流失，有时候还会存在亚硝酸盐超标的问题，所以大家选择蔬菜的时候一定要选择新鲜的。

（2）选择深颜色蔬菜

蔬菜可以分为深颜色蔬菜和浅颜色蔬菜。深颜色蔬菜指的是绿色、红色、橘红色和紫色蔬菜。这些颜色的蔬菜营养更加丰富，富含 β - 胡萝卜素，是膳食维生素 A 的重要来源。

（3）选择蔬菜品种要多

大家每天尽量摄入 3～5 种不同蔬菜，这些蔬菜既要有绿叶菜，也要有根茎类蔬菜，最好还要有菌类蔬菜。摄入蔬菜的种类多样，会让我们摄入更多的营养成分，更加有益于健康。

2. 蔬菜应该怎么烹饪

提到蔬菜的烹饪，有很多我们需要注意的地方，做得好有助于我们摄入更多的营养物质。

首先说总体原则，如果这种蔬菜是可以新鲜食用的，大家尽量生吃，比如说黄瓜、番茄，这样有助于摄入更多的营养物质，比如维生素 C、叶酸等，加热则会造成很多营养物质流失。所以，欧美人的饮食习惯会相对容易做到这一点。针对中国人的饮食习惯，我给大家 4 个建议。

（1）先洗干净，再切段

对于大多数蔬菜，大家尽量先洗干净，再切段，这样有助于防止水溶性维生素和矿物质从切口处流失过多，可以最大程度地保留蔬菜的营养物质。

（2）水开了再下菜

蔬菜中的一些水溶性维生素对热敏感，加热后易变质和流失，比如维生素 C、叶酸等。等水开了再下菜，就减少了加热带来的营养流失，更加有助于保留蔬菜中的营养物质。

（3）急火快炒

急火快炒可减少加热时间，从而减少营养素的流失。但是，有些食物需要充分加热才能安全食用，这就另当别论了。

（4）炒好即食

大家尽量现做现吃，减少长时间存放的机会，也尽量不反复加热着吃。这样既有助于营养的摄入，也能避免因为长时间存放导致炒好的蔬菜里亚硝酸盐增多。

总之，大家尽量每天多吃蔬菜，而且吃的品种要丰富。蔬菜吃得好，身体才能好。

八、如何吃水果更健康

"张大夫,我们一天吃多少水果比较好?"下班路上遇见粉丝,这位粉丝朋友第一时间就问我这个问题。

就借回答这个粉丝朋友的提问,给大家说一说如何吃水果更加科学健康。

1. 每天吃多少水果合适

对于每天水果的摄入量,最新的指南建议每天水果的摄入量最好控制在 4 ~ 7 两,也就是 200 ~ 350g,较之上一版指南的推荐量减少了 50g,主要原因可能是水果中富含更多的糖分。

但是大家注意,这个推荐量指的是健康成年人的每天水果摄入量,儿童的每天水果摄入量要根据年龄段来设定,整体要比成年人少一些。

2. 吃水果有哪些注意事项

(1)水果要生吃

蔬菜和水果都需要尽量生吃,同时尽量不吃长期存放、可能变质的水果。因为放置时间太长的水果,不光水分丢失严重,营养素和糖分同样有较大变化。

(2)尽量吃应季水果

除了要吃得新鲜,还要尽量吃应季水果。应季水果更加健康,营养也更加全面。另外水果的食用种类越多越好，每天尽量吃2种以上的水果比较好。

（3）水果要天天吃

吃水果时除了需注意上述两点，还要注意的是这是一个应该长期坚持的健康饮食习惯，应该尽量做到每天都吃水果。

要做到每天都吃水果，有一些小的窍门，比如说把家里的水果清洗好，摆放到容易拿到的地方。如果家里有小孩，尽量培养孩子吃水果的习惯和兴趣，让水果成为每天必吃的食物，从而增加一家人的水果摄入量。

最后，要提醒大家，对于那些需要控制血糖的人群来说，水果要吃，但是要注意吃血糖生成指数低的水果，同时要注意摄入量，别吃太多，在控制血糖这方面，水果可能就不如大多数蔬菜有优势。

九、坚果有益健康，但是不能吃多

"张大夫，瓜子、花生这些坚果能吃吗？我每次过年吃很多这类食物，过完年体检都会发现血脂升高了！您给我看看吧！"一位粉丝朋友到我诊室看病，向我如是说。现在我来说一说这个中国人普遍关注的话题：坚果到底应该如何吃才健康。

大家日常生活中常吃的瓜子、花生等食物都算坚果类食物。

应该说,坚果类食物是我们在日常生活中最常接触的一类食物。坚果既能作零食,又能作配餐辅料,比如说西芹腰果、腰果虾仁、杂粮粥里都会添加坚果。

现阶段,不管是《中国居民膳食指南》还是健康生活方式指南,都推荐大家每天吃一些坚果,因为坚果富含不饱和脂肪酸,对人体健康有益。但是这类食物不能吃多,一般推荐每周 50 ~ 70g 的摄入量,也就是每天吃 10 ~ 15g 左右,最好别超过 20g,以免摄入过高能量,进而影响血脂中的甘油三酯。简单点说,瓜子、花生这种最常见的坚果类食物,每天吃一小把应该问题不大,如果是核桃,每天吃 2 ~ 3 个即可。

要特别指出的是,选择坚果时,应当以没有经过深加工的原味坚果为首选。总之,坚果这类健康食材也不能吃多,适量吃才是最为健康的食用方法。

十、鲍鱼、鱼翅,营养价值其实并不高

我的一位患者张阿姨,她于 20 世纪 90 年代经商,积累了大量财富,现在人上了年纪,特别想给自己摄入更多更好的营养物质,于是就来找我:"张大夫,听说鲍鱼和鱼翅这些东西很滋补,我多吃一点儿会对身体好,您说行吗?"我当时给张阿姨详细回答了这个问题,这里也给大家好好解读一下。

在中国,鲍鱼和鱼翅自古以来都被认为是"极品美食",甚

至被认定为最具营养价值的滋补品，甚至有"一口鲍鱼一口金"和"鱼翅价比黄金"的说法。那么，从现代营养学角度讲，它们到底是不是高营养的食物呢？对于这个问题，《中国居民膳食指南（2022）》中就做了详细的解答。

鲍鱼，实际上是一种贝类，属于软体动物。从营养学的角度看，与其他海鲜相比，鲍鱼的价值并没有什么过人之处。比如，鲍鱼的蛋白质含量在12%左右，这和鸡蛋没有太大区别，和黄鱼、蛤蜊比也差不太多。同时鲍鱼的胆固醇含量较高，是大黄鱼胆固醇含量的2.8倍，是蛤蜊含量的1.6倍。整体看，鲍鱼的各种营养素含量有高有低，与其他海鲜比没有多少优势。

而鱼翅是由鲨鱼、鳐鱼和银鲛鱼的鳍加工而成，口感吃起来很像粉丝。从营养学上讲，鱼翅也没有明显的优势。从保护自然生态和营养学角度讲，大家要拒绝购买和食用这类食物。

总之，鲍鱼和鱼翅并没有过度宣传中那么高的营养价值。

改革开放 40 余年，中国人富了，日子也好过了，这已经是不争的事实。但是，潜藏在这种好日子背后的是一些健康隐忧。很多人血压、血脂、血糖或尿酸高了，这其中最为明显的就是血脂普遍升高。《中国心血管健康与疾病报告》指出，近年来，随着生活方式的变化，18 岁以上成年人中，血脂异常的多达 40%。据此推算，中国已经有 4 亿左右的高脂血症患者。如果血脂长期得不到管理和控制，接踵而来的就是急性心肌梗死、脑梗死等心脑血管疾病的高发。

为了让更多国人了解有哪些生活习惯会导致血脂升高、血脂升高有哪些危害，以及我们应该如何控制血脂等一系列话题，我常年在各大自媒体平台，以"张之瀛大夫"这个自媒体号进行医学知识的科普。目的就是让大众了解与血脂相关的健康知识，对于血脂有深刻的认知，以争取让更多人能在日常生活中做好对血脂异常的应对和所带来疾病的预防，比如知道什么时候应该去医院找专业医生看病、各项血脂指标控制在多少更加合适、降血脂后期需要注意哪些关键问题等。这就是我写这本血脂科普读物的出发点和愿景。

"盛年不重来，一日难再晨。及时当勉励，岁月不待人。"这是陶渊明的经典诗句，其实也说出了很多心脑血管疾病患者的心声。很多心脑血管疾病患者都曾经跟我说过："张大夫，你讲的这些知识，为什么我没能早点儿知道。要是能知道得早点儿，就不会发生了严重心脑血管疾病才去重视，也不会拖到现在这么严重。"为了不让更多国人误入歧途而浑然不知，同时提高大众的健康意识，唤起大众对于健康的重视，我编撰了这本以血脂健康为主要内容的科普读物，帮助大家在疾病没有出现的早期阶段就开始正确面对，从而预防各种严重疾病的发生。真心希望我的这本书能真真正正地帮到大家。最后也感谢所有关注我的朋友的支持和厚爱，我会继续努力，为国人呈现更好更靠谱的健康科普知识，让国人更加健康和长寿。

张之瀛于北京

2022 年 10 月 26 日

主要参考文献：

1.中国血脂管理指南修订联合专家委员会.中国血脂管理指南[J].中国循环杂志,2023，38(3): 237-271.

2.赵水平，张大庆，赵旺.中国血脂学[M].长沙：湖南科学技术出版社，2019.

3.赵水平，李向平.他汀类药物治疗学[M].长沙：中南大学出版社，2005.

4.中华预防医学会，中华预防医学会心脏病预防与控制专业委员会，中华医学会糖尿病学分会，等.中国健康生活方式预防心血管代谢疾病指南[J].中国循环杂志，2020，35(3): 209-230.

5.中国营养协会.中国居民膳食指南（2022）[M].北京：人民卫生出版社，2022.

6.陈红.血脂异常规范化防治——从指南到实践[M].北京：北京大学医学出版社，2017.